Convey指引导管的操作及冠脉介入治疗病例解析

李永乐　吴成程　孟新民　主　编

科学出版社

北　京

内 容 简 介

本书共分8章，前1至7章详述了Convey指引导管的操作技巧以及冠状动脉介入治疗过程中的常见技巧，包括Convey指引导管的介绍，LeftBU指引导管型号的选择及操作技巧，右冠状动脉指引导管的选择及操作，右冠状动脉开口病变的指引导管的选择及处理方法，右冠状动脉指引导管支撑力不足的预判及处理措施，桡动脉闭塞及预防，桡动脉或肱动脉痉挛/纤曲时指引导管的操作技巧及BAT技术。第8章是病例解析，共收集10例冠状动脉介入治疗的临床病例，其中涉及左主干病变、慢性闭塞病变、分叉病变、腔内影像学指导的介入治疗等，以完整的病例信息、精美清晰的截图，剖析了手术过程，并附以循证医学证据与个人经验总结。

本书内容贴近临床实际，适合冠状动脉介入医师、住院医师、规培住院医师学习与参考。

图书在版编目 (CIP) 数据

Convey 指引导管的操作及冠脉介入治疗病例解析 / 李永乐，吴成程，孟新民主编 . —北京：科学出版社，2023.11
ISBN 978-7-03-076723-3

Ⅰ.①C… Ⅱ.①李… ②吴… ③孟… Ⅲ.①冠状血管－动脉疾病－介入性治疗－病案 Ⅳ.① R543.305

中国国家版本馆 CIP 数据核字（2023）第 194392 号

责任编辑：路　弘 / 责任校对：张　娟
责任印制：师艳茹 / 封面设计：龙　岩

科 学 出 版 社 出版
北京东黄城根北街 16 号
邮政编码：100717
http://www.sciencep.com

三河市春园印刷有限公司　印刷
科学出版社发行　各地新华书店经销
*
2023 年 11 月第 一 版　　开本：787×1092　1/16
2023 年 11 月第一次印刷　　印张：7 3/4
字数：120 000

定价：69.00 元
（如有印装质量问题，我社负责调换）

编者名单

主　审　杨　清

主　编　李永乐　吴成程　孟新民

副主编　徐绍鹏　王　清　于向东　陈　俊　董劭壮
　　　　郭一凡

编　者　(以姓氏笔画为序)
　　　　于向东　王　清　刘文楠　李永乐　吴成程
　　　　吴宪明　陈　俊　孟新民　徐绍鹏　郭一凡
　　　　黄进勇　梁春坡　董劭壮

绘　图　罗　希　孙　蕊

前　言

1958年Sones完成了第一例冠状动脉造影，此后，冠心病介入治疗的序章被拉开。随着手术器械的创新、手术技术的精进，以及冠心病二级预防药物治疗的更新，介入治疗的范围逐步拓广，介入医师在不断地挑战复杂病变。本书介绍的操作技巧均来自天津医科大学总医院各位医师的临床经验总结，书中的病例来自天津医科大学总医院。本书涵盖了左主干病变、慢性闭塞病变、分叉病变等，以完整的病例信息、精美清晰的截图，剖析了手术过程，来展现手术思路并分享个人心得，相信会对冠状动脉介入医师有所帮助。

本书病例的收集者与经验总结者都是临床一线的中青年医生，作为他们的同行，看到他们对介入工作的高度热情和孜孜不倦的努力，我感到非常钦佩。青年是每个人一生必须经历的一个阶段，这个阶段给人的感觉就是熠熠生辉、充满朝气、活力四射。青年是人生中最美好的华章，也是未来和希望，作为冠状动脉介入领域的后浪，他们一定会对心血管介入事业做出更大的贡献！

天津医科大学总医院　李永乐

2023年2月

目　录

第1章 Convey指引导管的介绍

指引导管的成功选择是PCI（经皮冠状动脉介入术）手术成功的关键之一。目前市面上存在多种指引导管，可谓"百花齐放""百家争鸣"，各家指引导管有各自的特点。理想的指引导管应具有大而光滑的内腔、强支撑力、良好的扭控性、齐全的形状及保持能力、柔软而可视的头端等特点（图1-1）。

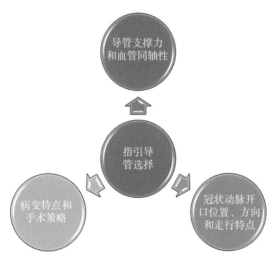

图1-1 选择指引导管时需兼顾的情况

Convey系列指引导管为波士顿科技公司最新推出的一款指引导管，其特色为具有出色的后座支撑力，内腔大，亲水涂层适用于桡动脉入路和复杂PCI，其结构设计见图1-2，图1-3。Convey指引导管与其他部分指引导管的结构比较见图1-4。亲水涂层有助于导管平滑插入、减少导管推送时的阻力、提高导管输送性，出色的后座支撑力方便器械输送、长时间手术仍能保持导管的弯形，柔软并可视的导管头端减少术中器械相关并发症的发生，其临床获益见图1-5～图1-7。

不同厂家指引导管支撑力的情况见图1-8，图1-9。

此外，Convey指引导管的内腔具有强大的兼容性，具体兼容器械情况见图1-10。

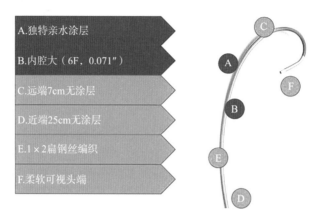

图1-2 Convey指引导管各部分介绍

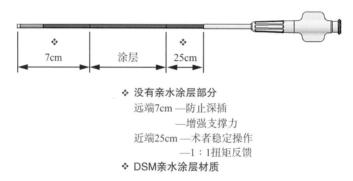

❖ 没有亲水涂层部分
　　远端7cm —防止深插
　　　　　　 —增强支撑力
　　近端25cm —术者稳定操作
　　　　　　　 —1∶1扭矩反馈
❖ DSM亲水涂层材质

图1-3 Convey指引导管无亲水涂层部分的作用

产品名称	Convey	Launcher	Vista Brite Tip	Adriot	Heartail Ⅱ
外层材料	尼龙	Vest-Tech尼龙	尼龙和Pebax	尼龙	尼龙
内层材料	尼龙	硅树脂	PTFE	PTFE	PTFE
钢丝编织	1×2扁钢丝编织	双扁钢丝编织	1圆1扁钢丝编织	1×1扁钢丝编织	双层扁钢丝编织

图1-4 Convey指引导管与其他部分指引导管的结构设计比较

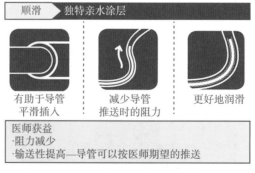

图1-5 Convey指引导管独特特性：顺滑

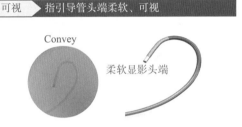

支撑　出色的后座支撑力

无涂层远端在
器械推送时提
供对侧壁支撑

长时间手术仍能
保持弯型
"二次烧制"工艺

丰富的导管弯
型适合不同
的解剖结构

医师获益
·出众的后座支撑力方便器械输送
·多种桡动脉和股动脉弯型适合不同解剖结构

图1-6　Convey指引导管独特特性：后座支撑力强

可视　指引导管头端柔软、可视

Convey

柔软显影头端

图1-7　Convey指引导管独特特性：头端可视

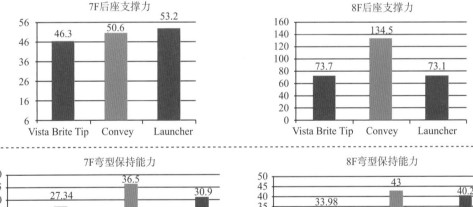

7F后座支撑力

Vista Brite Tip	46.3
Convey	50.6
Launcher	53.2

8F后座支撑力

Vista Brite Tip	73.7
Convey	134.5
Launcher	73.1

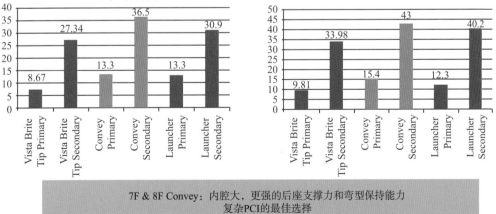

7F弯型保持能力

Vista Brite Tip Primary	8.67
Vista Brite Tip Secondary	27.34
Convey Primary	13.3
Convey Secondary	36.5
Launcher Primary	13.3
Launcher Secondary	30.9

8F弯型保持能力

Vista Brite Tip Primary	9.81
Vista Brite Tip Secondary	33.98
Convey Primary	15.4
Convey Secondary	43
Launcher Primary	12.3
Launcher Secondary	40.2

7F & 8F Convey：内腔大，更强的后座支撑力和弯型保持能力
复杂PCI的最佳选择

图1-8　不同系列7F、8F指引导管之间的支撑力、弯型保持能力的比较

Vista Brite Tip、Convey、Launcher为不同品牌的指引导管名称；Primary代表指引导管的第一弯；Secondary代表指引导管的第二弯；图中数据仅代表指引导管在实验台的比较结果

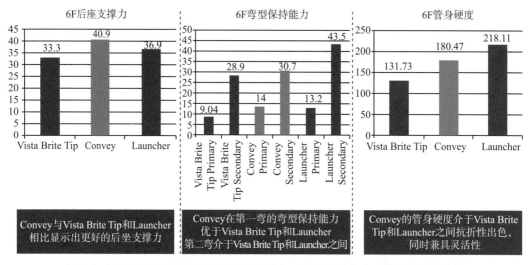

图 1-9　不同系列 6F 指引导管之间的支撑力、弯型保持能力、管身硬度的比较

Vista Brite Tip、Convey、Launcher 为不同品牌的指引导管名称；Primary 代表指引导管的第一弯；Secondary 代表指引导管的第二弯；图中数据仅代表指引导管在实验台的比较结果

5F GC ID-0.056″ ～ 0.059″	· 多数球囊（直径≤5mm） · 多数 BMS 和 DES（直径≤4.5mm） · Slender 技术行球囊对吻（小外径球囊 & 0.010″ 导丝） · ScoreFlex™ 球囊 · 药物球囊 · IVUS：BSC-OptiCross™；Volcano-Eagle Eye™；Terumo-View It™ · OCT 导管：Terumo-FairView™
6F GC ID-0.068″ ～ 0.072″	· 标准球囊成形和支架术 · 大多数分叉病变成型术，包括球囊对吻（monorail 球囊） · Flextome™ 切割球囊 · Rotablator™：1.25mm，1.50mm，1.75mm 磨头（导管内腔 0.071″ 或以上） · 6F Thrombuster™（Kaneka），Export™（Medtronic），Eliminate™（Terumo）抽吸导管 · 大隐静脉桥保护装置 · IVUS：BSC-OptiCross™；Volcano-Revolution™ · OCT 导管：St Jude-DragonFly™ · CrossBoss™ 和 Stingray™
7F GC ID-0.078″ ～ 0.082″	· 大多数分叉病变成形术，包括支架对吻 · 2 根微导管同时进入 · 7F Thrombuster™ 和 Eliminate™（Terumo）抽吸导管
8F GC ID-0.088″ ～ 00.092″	· Rotablator™：2.00mm & 2.15mm 磨头 · 分叉病变成形术，包括球囊对吻（OTW 球囊） · 8F Eliminate 抽吸导管

图 1-10　Convey 指引导管内腔兼容性

GC 为指引导管的缩写；ID 为指引导管内径；BMS 为金属裸支；DES 为药物洗脱支架；Slender 技术为球囊对吻技术；ScoreFlex™ 为双导丝球囊；BSC-OptiCross™、Volcano-Eagle Eye™、Volcano-Revolution™、Terumo-View It™ 为不同品牌的 IVUS 导管；Terumo-FairView™、St Jude-DragonFly™ 为 OCT 导管的品牌；monorail 为一种球囊扩张导管；Flextome™ 为切割球囊品牌；Rotablator 为冠脉内旋磨；Thrombuster™（Kaneka）、Export™（Medtronic）、Eliminate™（Terumo）为不同品牌的抽吸导管；CrossBoss™、Stingray™ 为慢性闭塞病变正向重入血管真腔技术专用系统名称

　　下面和大家介绍Convey系列指引导管中不同型号的概览，图1-11～图1-18显示了Convey系列指引导管的不同型号，其中包括TIG、RBL、RBR、RB、KIMNY、RAD、LeftBU、CLS、JL、FL、AL、FCL、JR、FR、AR、ART、MP等，型号中还包括了适用于静脉桥血管造影的导管，如LCB、RCB。图1-11～图1-18中每幅导管图均配备文字介绍，文字介绍从上至下的内容依次为适用于何种冠状动脉、导管尺寸选择、对应其他品牌导管的型号。后面篇章将会呈现详细的临床操作技巧及病例演示。

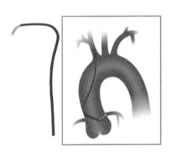
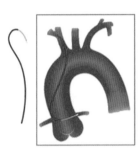
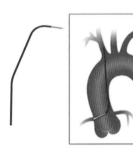

TIG（TIG）

特点：左右共用
尺寸选择：标准尺寸
对应型号：
Medtronic：MRAD
Cordis：Radial Brachial（RB）
Terumo：Tiger

Radial Back-up Left（RBL）

适用于：左冠状动脉
尺寸选择：标准尺寸
对应型号：
Medtronic：LARA
Cordis：Fajadet（JFL）
Terumo：Ikari Left

Radial Back-up Right（RBR）

适用于：右冠状动脉
尺寸选择：标准尺寸
对应型号：
Medtronic：MRESS
Cordis：Fajadet（JFR）
Terumo：Ikari Right

图1-11　Convey指引导管概览（一）

　　Medtronic、Cordis、Terumo为指引导管的品牌；TIG（TIG）、Radial Back-up Left（RBL）、Radial Back-up Right（RBR）、MRAD、Radial Brachial（RB）、Tiger、LARA、Fajadet（JFL）、Ikari Left、MRESS、Fajadet（JFR）为指引导管的型号

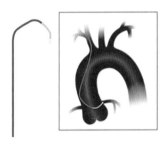
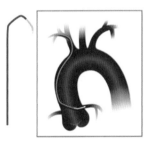
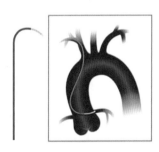

Radial Back-up（RB）

特点：左右共用
尺寸选择：一个型号适合所有
对应型号：
Medtronic：MRADIAL
Cordis：Radial Brachial

Kimmy（KIMNY）

特点：左右共用
尺寸选择：一个型号适合所有
对应型号：
Medtronic：MRADIAL
Cordis：Radial Brachial（RB）
Terumo：Tiger

Radial（RAD）

特点：左右共用
尺寸选择：一个型号适合所有
对应型号：
Medtronic：RRAD
Cordis：N/A

图1-12　Convey指引导管概览（二）

　　Medtronic、Cordis、Terumo为指引导管的品牌；Radial Back-up（RB）、Kimmy（KIMNY）、Radial（RAD）、MRADIAL、Radial Brachial、MRADIAL、Radial Brachial（RB）、Tiger、RRAD为指引导管的型号

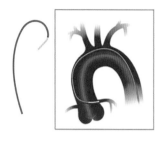

Left Back-up（LeftBU）

适用于：前降支和回旋支
特点：在对侧壁提供大面积支撑。为进
入 LCA 提供更好的支撑力和控制性
尺寸选择：比 JL 小 1/2
对应型号：
Medtronic：EBU
Cordis：XB & XBLAD

Contralateral Support（CLS）

适用于：前降支和回旋支
特点：在正对开口的对侧壁提供
大面积支撑
尺寸选择：比 JL 小 1/2
对应型号：
Medtronic：EBU
Cordis：XB & XBLAD

图 1-13　Convey 指引导管概览（三）

Medtronic、Cordis 为指引导管的品牌；Left Back-up（LeftBU）、Contralateral Support（CLS）、JL、EBU、XB & XBLAD 为指引导管的型号

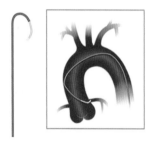

Judkins Left（JL）

尺寸选择：标准尺寸
对应型号：
Medtronic：Judkins Left
Cordis：Judkins Left

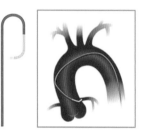

Femoral Left（FL）

尺寸选择：标准尺寸
对应型号：
Medtronic：Judkins Left
Cordis：Judkins Left

图 1-14　Convey 指引导管概览（四）

Medtronic、Cordis 为指引导管的品牌；Judkins Left（JL）、Femoral Left（FL）为指引导管的型号

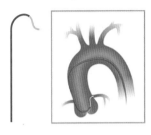

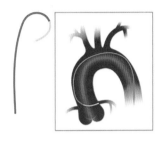

Amplatz Left（AL）

尺寸选择：标准尺寸

对应型号：

Medtronic：Amplatz Left

Cordis：Amplatz Left

Femoral Curve Left（FCL）

尺寸选择：标准尺寸

对应型号：

Medtronic：Judkins Curved Left

Cordis：Judkins Curved Left

图 1-15　Convey 指引导管概览（五）

Medtronic、Cordis 为指引导管的品牌；Amplatz Left（AL）、Femoral Curve Left（FCL）、Judkins Curved Left 为指引导管的型号

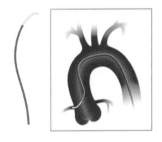

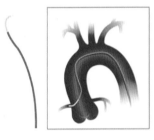

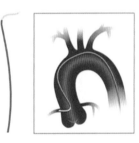

Judkins Right（JR）

尺寸选择：标准尺寸

对应型号：

Medtronic：Judkins Right

Cordis：Judkins Right

Femoral Right（FR）

尺寸选择：标准尺寸

对应型号：

Medtronic：Judkins Right

Cordis：Judkins Right

Amplatz Right（AR）

尺寸选择：标准尺寸

对应型号：

Medtronic：Amplatz Right

Cordis：Amplatz Right

图 1-16　Convey 指引导管概览（六）

Medtronic、Cordis 为指引导管的品牌；Judkins Right（JR）、Femoral Right（FR）、Amplatz Right（AR）为指引导管的型号

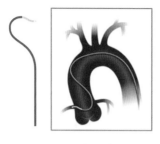

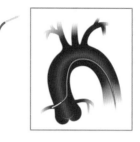

allRight Curve（ART）

特点：提供对侧壁撑。适用于大部
　　分正常或向上开口的 RCA
尺寸选择：标准尺寸
对应型号：
Medtronic：Right Back-up（RBU）
Cordis：Extra Support（XBRCA）

Multipurpose（MP）

尺寸选择：标准尺寸
对应型号：
Medtronic：Multipurpose（MB1）
Cordis：Multipurpose（MPA）

图 1-17　Convey 指引导管概览（七）

Medtronic、Cordis 为指引导管的品牌；allRight Curve（ART）、Multipurpose（MP）、Right Back-up（RBU）、Extra Support（XBRCA）、Multipurpose（MB1）、Multipurpose（MPA）为指引导管的型号

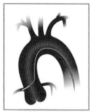

Multipurpose（MP）
尺寸选择：标准尺寸
对应型号：
Medtronic：Multipurpose（MB1）
Cordis：Multipurpose（MPA）

Right Coronary
Shepherd's Crook（RCSC）
尺寸选择：标准尺寸
对应型号：
Medtronic：Shepherd's Crook
Right（SCR）
Cordis：Shepherd's Crook
Right（SCR）

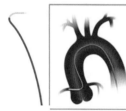

Hockey Stick（HS）
尺寸选择：标准尺寸
对应型号：
Medtronic：Hockey Stick
1（HS）
Cordis：Hockey Stick
（H-Stick）

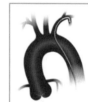

Internal Mammary（IM）
适用于：LIMA，RIMA
尺寸选择：一个型号适合所有
对应型号：
Medtronic：IMA
Cordis：Internal Mammary（IM）

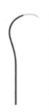

Left Coronary Bypass（LCB）
适用于：左冠状动脉旁路移
　　植术
尺寸选择：一个型号适合所有
对应型号：
Medtronic：LCB
Cordis：LCB

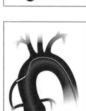

Right Coronary Bypass（RCB）
适用于：右冠状动脉旁路移
　　植术
尺寸选择：一个型号适合所有
对应型号：
Medtronic：RCB
Cordis：RCB

图 1-18　Convey 指引导管概览（八）

Medtronic、Cordis 为指引导管的品牌；Multipurpose（MP）、Multipurpose（MB1）、Multipurpose（MPA）、Right Coronary Shepherd's Crook（RCSC）、Shepherd's Crook Right（SCR）、Hockey Stick（HS）、Hockey Stick1（HS）、Hockey Stick（H-Stick）、Internal Mammary（IM）、Left Coronary Bypass（LCB）、Right Coronary Bypass（RCB）为指引导管的型号

（天津医科大学总医院　吴成程　杨　清）

参 考 文 献

Bertrand O F，Rao S V，Pancholy S，et al，2010. Transradial approach for coronary angiography and interventions：results of the first international transradial practice survey. JACC Cardiovasc Interv，3（10）：1022-1031.

Koga S，Ikeda S，Futagawa K，et al，2004. The use of a hydrophilic-coated catheter during transradial cardiac catheterization is associated with a low incidence of radial artery spasm. Int J Cardiol，96（2）：255-258.

第2章 LeftBU指引导管型号的选择及操作技巧

一、LeftBU指引导管介绍

指引导管是冠状动脉介入治疗中操作系统支持力提供的最重要的一部分。LeftBU指引导管是一款长头指引导管。长头指引导管（如LeftBU、EBU、BL、XB等）由于其较好的同轴性和被动支持力在经桡动脉/股动脉介入治疗中应用十分广泛。LeftBU除了有与EBU、BL、XB相似的头端弯型外，还存在自身的独到之处：①操作顺滑、精确的扭控操作、更好的后座支撑力，在对侧壁提供大面积支撑，为进入左冠状动脉（LCA）提供更好的支撑力和控制性；②第一弯与第二弯之间的弯度较EBU、XB小，因此指引导管在型号选择上不同于EBU、XB，其型号选择比相似型号的EBU、XB指引导管小半号，如LeftBU3.25＝EBU3.5＝XB3.5。临床常用的长头指引导管的参数见图2-1。

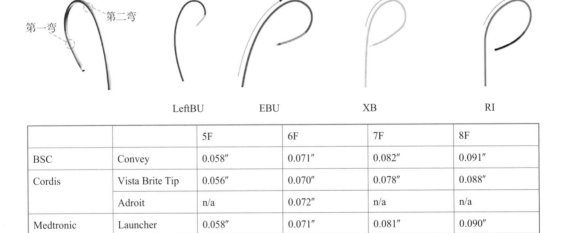

		5F	6F	7F	8F
BSC	Convey	0.058″	0.071″	0.082″	0.091″
Cordis	Vista Brite Tip	0.056″	0.070″	0.078″	0.088″
	Adroit	n/a	0.072″	n/a	n/a
Medtronic	Launcher	0.058″	0.071″	0.081″	0.090″

图2-1 不同左冠状动脉长头指引导管的参数比较（上为指引导管形态；中为指引导管材料参数；下为指引导管内腔直径）

二、LeftBU指引导管型号的选择

临床上LeftBU指引导管型号的选择取决于诸多因素,包括冠状动脉开口的不同(开口高或低)、冠状动脉病变不同(分叉、弥漫、钙化病变等)、升主动脉宽度不同、路径不同(桡动脉/股动脉)、头臂干分型不同。术前超声心动图结果会指导指引导管型号的选择。超声心动图提示:主动脉根部内径<3.0cm提示选用LeftBU3.25导管;主动脉根部内径在3.0~3.5cm提示选用LeftBU3.25导管;主动脉根部内径>3.5cm提示选用LeftBU3.5或3.75导管(图2-2)。

此外,冠状动脉造影显示的左冠状动脉开口位置与走向也影响指引导管型号的选择。例如,左冠状动脉开口较高时,LeftBU适宜选择小半号,即LeftBU3.25;左冠状动脉开口较低时,LeftBU选择大半号导管,即LeftBU3.5或3.75。

头臂干的分型往往也是临床上选择左冠状动脉指引导管型号的因素。Ⅰ型头臂干时,左冠状动脉指引导管选择小半号。Ⅲ型头臂干时,左冠状动脉指引导管选择大半号,甚至选择更大的指引导管。头臂干开口越偏向主动脉弓左侧,左冠状动脉指引导管的型号逐渐减小,其支撑力逐渐增强,相反,头臂干开口越偏向主动脉弓右侧,左冠状动脉指引导管的型号逐渐增大,其支撑力逐渐增强(图2-3)。

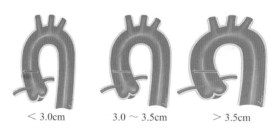

<　3.0cm　　　3.0～3.5cm　　　＞3.5cm

图2-2　不同主动脉根部内径情况展示

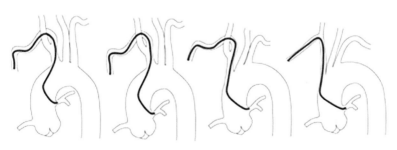

Ⅰ型头臂干＋高位 LCA　　Ⅰ型头臂干　　　Ⅱ型头臂干　　　Ⅲ型头臂干

指引导管型号逐渐增大,支撑力逐渐增强

图2-3　不同头臂干类型型号区别

　　除上述几种方法外, 笔者观察: 冠状动脉造影时蜘蛛位 (左足位) 的冠状动脉造影影像对LeftBU型号选择提供很大帮助, 如图2-4所示: 造影导管第一弯与第二弯之间连线为 "1", 左主干走行为 "2", 1与2之间的夹角决定了指引导管型号的选择, 若夹角小于90°, 提示头臂干走行纤曲、Ⅰ型头臂干或主动脉根部内径偏小, LeftBU型号可选择LeftBU3.25; 若夹角等于90°, 提示Ⅱ型头臂干, LeftBU型号可选择LeftBU3.25; 若夹角大于90°, 提示Ⅲ型头臂干或主动脉根部内径偏大, LeftBU型号可选择LeftBU3.5或3.75 (图2-4)。

　　上述指引导管型号的选择依赖临床经验, 具体还需根据实际情况和个人的操作经验进行选择 (图2-5)。在一般临床操作中, LeftBU3.25是最常用的型号。

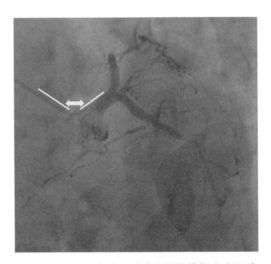

图2-4　蜘蛛位显影时造影导管与左主干夹角示意图

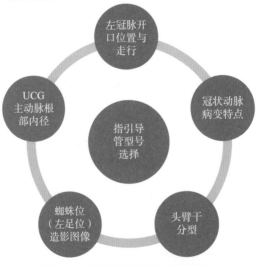

图2-5　指引导管型号选择的方法

三、增强指引导管支撑力的方法

　　临床中，当发现指引导管型号偏小时，指引导管的支撑力会不足。即使合适型号的指引导管也会存在支撑力不足的情况，如病变纤曲、钙化。这时指引导管的支撑力对整台PCI的顺利完成产生决定性作用。临床实践中有很多方法增加指引导管支撑力见图2-6。

　　虽然我们在手术过程中有很多增强指引导管支撑力的方法，但是术前完善的策略比术中的决策更换更加安全。因此，除了上述指引导管型号选择的方法外，我们还可以通过以下情况预先选择"大半号"的指引导管，来增强术中支撑力（图2-7）。

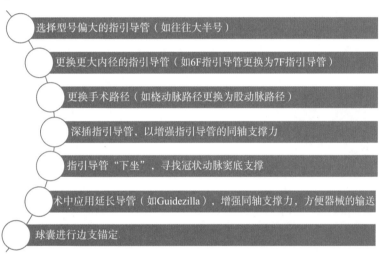

图2-6　增加指引导管支撑力的方法

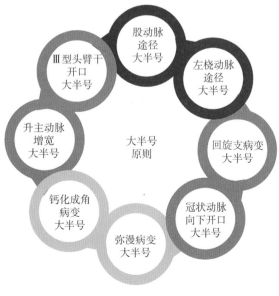

图2-7　指引导管大半号原则

四、LeftBU指引导管入冠方法

LeftBU指引导管入冠方法与EBU、XB指引导管的入冠方法相似,总结为以下5种。

(一)第一式,旋转上提法

1.透视下导丝送至后窦并反转回弯高度适宜(图2-8)。

2.沿导丝前送导管在后窦成形,回撤导丝至导管第二弯,此时指引导管可能会直接进入左冠状动脉内(图2-9)。

3.轻柔提拉导管并配合顺时针旋转,导管头端会出现两次跳跃,第一次跳跃时导管进入左冠状动脉窦,第二次跳跃时导管进入左冠状动脉(图2-10～图2-12)。

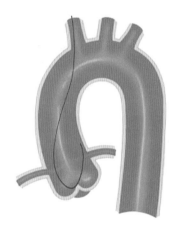

图2-8 导丝送至后窦

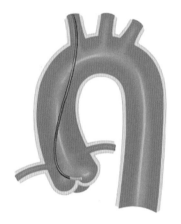

图2-9 指引导管送至后窦

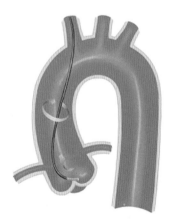

图2-10 提拉导管并配合顺时针旋转

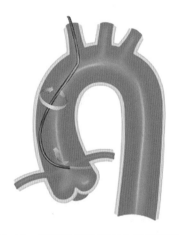

图2-11 指引导管跳跃至左冠状动脉窦

　　操作要点：①由于Convey指引导管表面存在亲水涂层，导管沿钢丝在后窦成形后，可适当前送导管，方便导管进入左冠状动脉窦，易于入冠；②注意两次指引导管的跳跃；③导管第一次跳跃进入左冠状动脉窦后继续顺时针旋转送入左冠前，若导管不易入冠，可以逆时针或顺时针微调导管方向，便于进一步入冠成功。

（二）第二式，前送成U形爬升法

　　1.导管在后窦成形（图2-13）。

　　2.回撤导丝至导管第二弯，提拉导管并配合顺时针旋转，导管跳跃进入左冠状动脉窦（图2-14）。

　　3.前送导管至左冠状动脉开口水平附近（图2-15）。

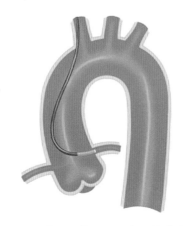

图2-12　指引导管跳跃至左冠状动脉内

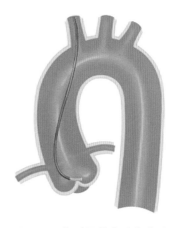

图2-13　指引导管在后窦成形

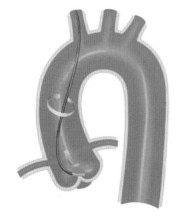

图2-14　提拉导管并配合顺时针旋转

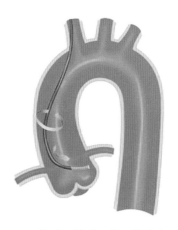

图2-15　指引导管送至左冠状动脉口附近

4.配合逆时针旋转导管，导管入冠（图2-16，图2-17）。

操作要点：提拉旋转导管时，尽量使导管头端水平与左冠状动脉开口水平接近，易于前送成U形爬升。

（三）第三式，仙人指路法

1.回撤导丝（J形钢丝）至导管第二弯，导管在后窦成U形（图2-18）。

2.顺时针旋转导管，保证导管头端在左冠状动脉开口水平的后上方，此处可以"冒烟"确认导管头端的位置（图2-19）。

3.缓慢前送造影导丝（J形钢丝），同时配合缓慢提拉并顺时针旋转导管，导管头端出现一次跳跃后缓慢回撤导丝至导管第二弯，此时伴随导丝回撤，导管会弹入左冠状动脉开口。此动作像仙人在指路一样，将指引导管"指"入左冠

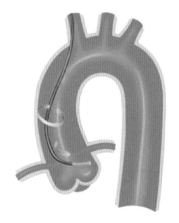

图2-16　前送并逆时针旋转指引导管

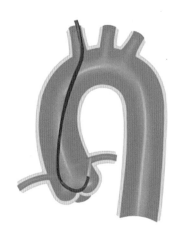

图2-17　指引导管入冠成功

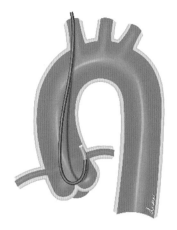

图2-18　指引导管在后窦成U形

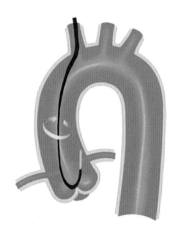

图2-19　顺时针旋转指引导管

状动脉内。若导管弹至左冠状动脉开口下方（"冒烟"确认），逆时针旋转导管或嘱患者深吸气，可将导管送至左冠状动脉开口，此时切勿再次前送 J 形钢丝，避免钢丝损伤升主动脉或冠状动脉。下面为左前斜体位示意图（图2-20～图2-23）。

　　因蜘蛛位造影时可以显示左主干开口与左冠状窦的位置，所以笔者中心应用"仙人指路"的方式将LeftBU指引导管入冠时常使用蜘蛛位体位，示意图如图2-24～图2-27。

　　操作要点：①指引导管成U形后指引导管头端旋转至左冠状动脉开口水平的后上方；②用导丝将指引导管前端弯型打开时一定要回顾同一体位造影时冠状动脉开口的位置；③缓慢前送导丝配合提拉、顺时针旋转导管的一致性与协

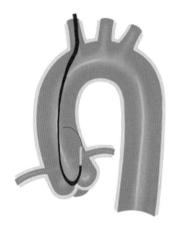

图2-20　透视下前送 J 形钢丝

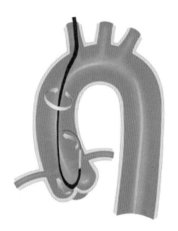

图2-21　配合提拉、顺时针旋转指引导管同时前送 J 形钢丝

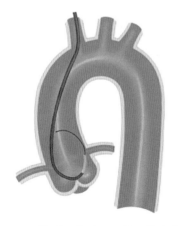

图2-22　指引导管跳跃至左冠状动脉口

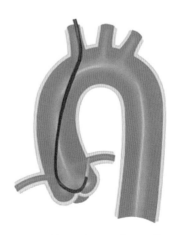

图2-23　回撤 J 形钢丝，指引导管顺利入左冠状动脉

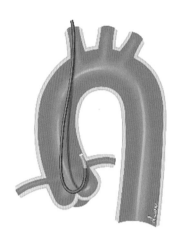

图2-24　左前斜体位下指引导管在后窦成U形并将导管头端指向左冠状动脉开口水平的后上方

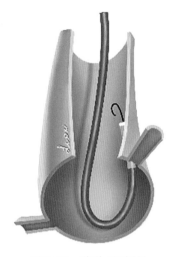

图2-25　前送J形钢丝

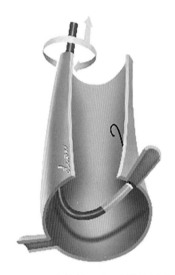

图2-26　配合提拉、顺时针旋转指引导管同时前送J形钢丝

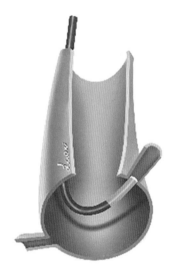

图2-27　指引导管跳跃至左冠状动脉口，回撤J形钢丝，指引导管顺利入左冠状动脉

调性；④导丝需使用J形钢丝；⑤临床中常使用蜘蛛位进行"仙人指路"操作。

（四）第四式，造影导丝尾端辅助法（方法与"仙人指路"相似）

1.回撤导丝至导管第二弯，导管在后窦成U形（图2-28）。

2.顺时针旋转导管，保证导管头端在左冠状动脉开口水平的后上方，此处可以"冒烟"确认导管头端的位置（图2-29）。

3.前送导丝（J形钢丝）坚硬的尾端至已经成U形的导管底部,此时导丝会将导管U形进一步打开(图2-30)。

4.前送导丝尾端并配合缓慢提拉指引导管(有时需要轻轻地顺时针旋转导管),导管头端出现一次跳跃后,导管会进入左冠状动脉开口(图2-31,图2-32)。

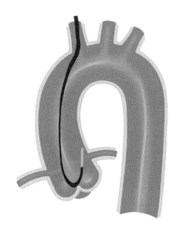 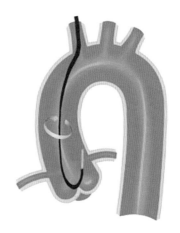

图2-28　指引导管在后窦成U形　　　　图2-29　顺时针旋转指引导管

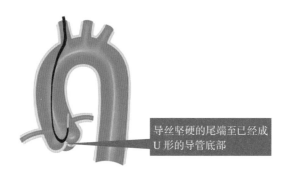

图2-30　前送J形钢丝的尾端至导管底部

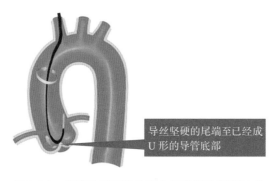

图2-31　前送导丝尾端并配合缓慢提拉指引导管

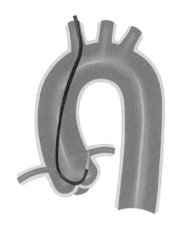

图2-32　指引导管成功入左冠状动脉

操作要点：①应用J形钢丝尾端的坚硬度，将冠状动脉口附近的U形导管打开，同时提拉导管寻找冠状动脉开口，有时为了增强支撑力，导管型号会偏大，这时单纯地提拉导管不易入冠，可以轻轻顺时针旋转导管，有助于入冠；②导管成功进入冠状动脉后，避免导管头端嵌顿现象的出现，可以轻轻上提导管，使导管更加同轴；③值得注意的是，一定要避免坚硬的导丝尾端进入冠状动脉，因此不能使用超滑导丝；④相对于上一式"仙人指路"，此操作不需要操作前仔细确认同一体位下冠状动脉开口的位置。

（五）第五式，导丝偷袭

用上述四种方法将导管头端送至左冠状动脉开口附近，工作导丝缓慢飘入左冠状动脉内，尽量将导丝远送，然后应用器械（增加冠状动脉内导丝或应用球囊）寻求导管入冠并同轴（图2-33）。

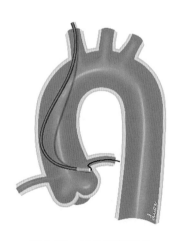

图2-33　导丝偷袭技术

操作要点：工作导丝弯的重要性，适合的弯度便于入冠。

无论何种方式，切记暴力和快速操作，操作中时刻观察有创压力与心率的变化，避免不必要的并发症发生。

五、LeftBU指引导管操作中常用技巧

桡动脉路径应用LeftBU指引导管操作常用到一些小技巧，如吸气动作配合、导丝轮岗技术、软硬导丝互用、冠状动脉内额外导丝技术等。灵活掌握这些小技术可以更有效地发挥指引导管的功效。

1.吸气动作配合　头臂干纡曲或指引导管型号略大时，指引导管头端无法进入冠状动脉开口。这时通过患者深吸气屏气，以减少头臂干纡曲程度，通过拉伸升主动脉达到指引导管头端成功入冠（图2-34）。若一次不能到位，平静呼吸后重复上述动作。

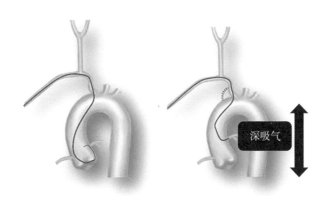

图2-34　吸气动作配合指引导管入冠成功

2.导丝轮岗技术　当头臂干或主动脉纡曲、导管入左冠状动脉开口后张力较大，在工作导丝送入左冠状动脉前撤出外周导丝会出现导管回弯脱离冠状动脉开口现象。此时可以保留外周导丝以维持导管形态，然后送入冠状动脉工作导丝入冠状动脉内，再撤出外周导丝。

3.冠状动脉内额外导丝技术　LeftBU指引导管有时候会进入左主干后超选入无关分支，没有指向需要干预的分支。此时一条工作导丝送至导管指向的无须干预的分支，旋转导管（顺时针旋转或下坐指引导管时指引导管指向前降支，逆时针旋转或上提指引导管时指引导管指向回旋支），使导管头端指向需干预的分支，再送入工作导丝。切记单纯回撤LeftBU导管，因很难控制回撤的幅度。

（天津医科大学总医院　吴成程　杨　清）

参 考 文 献

聂斌，2013. 经桡动脉冠状动脉介入治疗 EBU 指引导管操作技巧（基础篇）. 中国介入心脏病学杂志，21（1）：60-61.

Bertrand OF，Rao SV，Pancholy S，et al，2010. Transradial approach for coronary angiography and interventions：results of the first international transradial practice survey. JACC Cardiovasc Interv，3（10）：1022-1031.

Ikari Y，Nagaoka M，Kim JY，et al，2005. The physics of guiding catheters for the left coronary artery in transfemoral and transradial interventions. J Invasive Cardiol，17（12）：636-641.

Ikari Y，Masuda N，Matsukage T，et al，2009. Backup force of guiding catheters for the right coronary artery in transfemoral and transradial interventions. J Invasive Cardiol，21（11）：570-574.

Wang W，Wan Z P，Wu B X，et al. 2019. Finite element analysis for mechanics of guiding catheters in transfemoral intervention. J CardSurg，34（8）：690-699.

第3章　右冠状动脉指引导管的选择及操作

1986年, Puol和Sigmart将第一枚冠状动脉支架置入人体。此后, 冠状动脉介入治疗技术经过不断发展和完善, 成熟并广泛应用于冠心病治疗。指引导管的成功使用是PCI手术成功的关键之一（影响占比40%）, 是PCI器械选择的重要的第一步。理想的指引导管应具有大而光滑的内腔、强支撑力、良好的扭控性、齐全的形状及保持能力、柔软而可视的头端等特点（图3-1）。总体而言, 指引导管的选择需要考虑到手术的高安全性及高成功性。

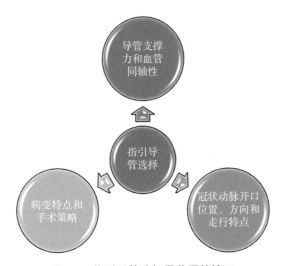

图3-1　指引导管选择需兼顾的情况

右冠状动脉指引导管的选择较左冠状动脉少, 最常用的导管为JR及AL指引导管。由于JR指引导管易入冠、不易滑脱、易操控、导管头端安全性高, 临床上70%以上的右冠状动脉PCI中指引导管的选择是JR指引导管。图3-2为不同型号JR指引导管的形态与不同类型右冠状动脉指引导管的形态。

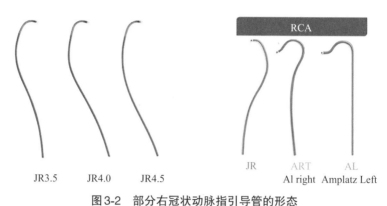

图3-2　部分右冠状动脉指引导管的形态

JR，ART（All Right），AL，（Amplatz Left）为指引导管的型号

一、经股动脉路径与桡动脉路径对JR操作的影响

股动脉路径是最早也是最成熟的PCI路径。其中最常用的右冠状动脉PCI指引导管是JR指引导管。如图3-3所示，当经股动脉进行右冠状动脉PCI时，指引导管的支撑力主要来自于两个方面：①JR指引导管与对侧主动脉壁的支撑力；②JR指引导管的同轴支撑力。

对于JR指引导管型号的选择方面，需要结合患者升主动脉内径宽度。一般正常或增宽主动脉根部内径，常选择JR4.0或更大型号的指引导管。缩窄主动脉根部内径，可以选择JR3.5指引导管（图3-4）。

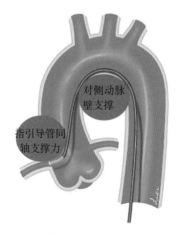

图3-3　经股动脉路径入冠后右冠状动脉支撑力来源

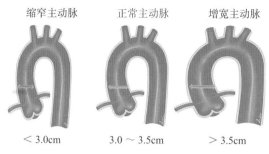

缩窄主动脉　　　正常主动脉　　　增宽主动脉

＜ 3.0cm　　　　3.0 ～ 3.5cm　　　＞ 3.5cm

图3-4　不同类型的升主动脉内径

　　临床中可以通过冠状动脉造影时, 造影导管入冠后的形态, 尤其JR4.0造影导管入冠后的形态, 作为JR指引导管型号选择的参考。此外, 右冠状动脉造影时冠状动脉开口的位置和起始段的走行对JR指引导管的选择有一定帮助, 右冠状动脉水平或向下走行时, 可以选择JR4.0指引导管, 右冠状动脉向上走行时可以选择JR3.5指引导管(图3-5)。

　　经桡动脉路径进行PCI时, 头臂干的形态会影响右冠状动脉指引导管的型号选择及支撑力。经此路径进行PCI时指引导管的支撑力主要来自两个方面: ①指引导管与头臂干的支撑力; ②指引导管的同轴支撑力。相对于股动脉路径, 桡动脉路径时JR指引导管的支撑力略强(图3-6)。

　　不同头臂干走行会影响右冠状动脉指引导管支撑力。头臂干的开口越偏向降主动脉一侧, JR指引导管型号越偏大, 支撑力越强(图3-7)。

　　关于JR指引导管入冠状动脉困难、支撑力不足时的应对策略与右冠状动脉开口异常时的操作技巧, 后面的内容会逐渐讲解。

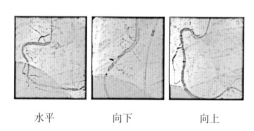

水平　　　　　　向下　　　　　　向上

图3-5　不同类型的右冠状动脉走行与JR指引导管的选择

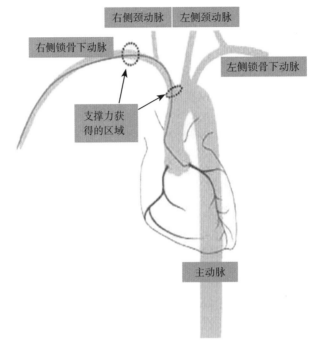

图3-6　桡动脉路径进行PCI时通过头臂干获得支撑力

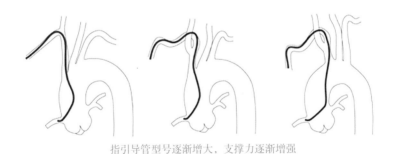

指引导管型号逐渐增大，支撑力逐渐增强

图3-7　头臂干开口的位置对JR指引导管支撑力的影响

二、经桡动脉路径JR指引导管入冠方式

通常JR指引导管入冠方式有两种: 常规方法与导丝偷袭。

1.常规方法　先将J形钢丝送至后窦底，沿导丝前送指引导管至窦底，回撤导丝，然后上提指引导管同时顺时针旋转，大多数情况下JR指引导管可以进入右冠状动脉，若提拉JR指引导管超过右冠状动脉开口水平，轻轻前送指引导管可入右冠状动脉（图3-8～图3-11）。

2.导丝偷袭　与LeftBU指引导管入冠方法相似。因开口异常、主动脉内径与JR型号不匹配或头臂干开口位置异常，这时指引导管不能顺利进入冠状动脉。当指引导管被送至冠状动脉开口附近时，缓慢地将工作导丝送至右冠状动

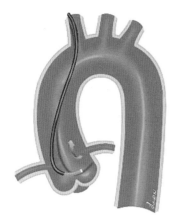

图3-8　沿导丝将指引导管送至后窦

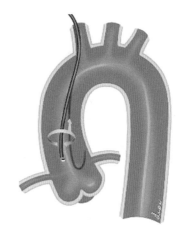

图3-9　上提指引导管同时顺时针旋转

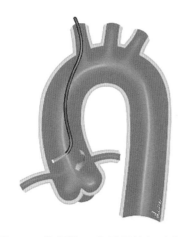

图3-10　若提拉JR指引导管超过右冠状动脉开口水平，轻轻前送指引导管可入右冠状动脉

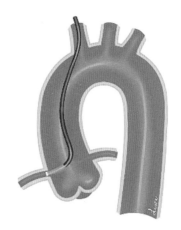

图3-11　JR指引导管入冠状动脉

脉远端，通过工作导丝将指引导管调整入冠。若仍无法将JR指引导管送至右冠状动脉，可将另一条工作导丝送至右冠状动脉远端增加支撑力或沿原工作导丝前送球囊，通过球囊的支撑力将指引导管调至右冠状动脉。

三、右冠状动脉不同指引导管的特点

图3-12~图3-14显示的是临床常用的几种右冠状动脉指引导管的特点及经股动脉路径的入冠方式。其中ART为Convey系列指引导管所特有的一款指引导管。因其强大的支撑力与指引导管头端短头设计所带来的安全性，ART指引导管比较适合于需要强大支撑力的复杂冠状动脉介入手术。

Judkins Right（JR）

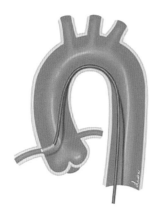

性能特点：

✓ 常规右冠状动脉指引导管

✓ 易入冠，不易滑脱，易操控

✓ 可 Amplatz 塑形和主动深插

✓ 安全头端，操作灵活

操作方法：

沿指引导丝送导管至升主动脉，顺时针旋转同时上提导管，头端突然向右侧伸展跳动，则进入右冠状动脉

图3-12　JR指引导管的性能特点及操作方法

Judkins Right（JR）、Amplatz 为指引导管的型号

Amplatz Left（AL）

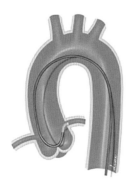

性能特点：

✓ 依靠窦底和对侧壁提供支撑

✓ 用于需要强支撑力的复杂病变

✓ 设计在左冠，但常用于右冠

✓ 长头导管，需要轻柔操作入冠

✓ 适用于开口向上的血管

操作方法：

沿造影导丝送入 AL 指引导管

AL 导管在窦底成形，顺时针旋转扭控

轻柔前送，AL 头端缓慢上升，爬行进入 RCA 开口

图3-13　AL指引导管的性能特点及操作方法

Amplatz Left（AL）为指引导管的型号；RCA 为右冠状动脉

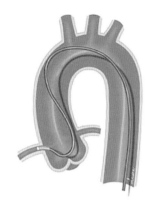

ART

性能特点：

✓ 通过对侧壁提供了额外的后座力

✓ 非常适用于开口向上的 RCA

✓ 左右可用，常用于右冠状动脉

✓ 短头设计安全性高

操作方法：

沿钢丝向前推进到主动脉根部，导管的头端指向 LCA，
缓慢顺时针旋转导管 180°

导管指向了 RCA，轻轻向后提拉导管即可使其进入
RCA

图 3-14 ART 指引导管的性能特点及操作方法

ART 为指引导管的型号；LCA 为左冠状动脉；RCA 为右冠状动脉

四、右冠状动脉开口异常时指引导管的选择

在临床介入工作中，我们发现右冠状动脉开口异常并非罕见，几乎每位术者都会遇见。文献报道右冠状动脉开口异常的发生率为 0.64%～1.2%，可起源自左冠状动脉窦、升主动脉、肺动脉、左室流出道、左主干、前降支、无冠状动脉窦。其中以其起源于左冠状动脉窦最为常见（图 3-15）。

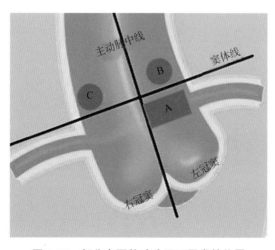

图 3-15 部分右冠状动脉开口异常的位置

右冠状动脉开口于左冠状动脉窦（A区域的位置）。原则上可选用所有左冠状动脉指引导管，如AL、JL、LeftBU等，以及JR指引导管。临床中常用的是JR及AL。但其右冠状动脉起始段为陡直向足或向下走行，开口部往往呈现"鸟嘴样"转折或裂隙样开口，从而导致指引导管入冠状动脉后难以提供良好的支撑。

右冠状动脉开口于升主动脉左侧（B区域的位置）。通常位于窦体交界处上方，比左冠状动脉口靠前。因此一般选用AL导管即可，因为AL导管头端更长，容易接触到高位开口，同时提供良好的支撑力。也可选用较常规左冠状动脉PCI时略小的JL指引导管。

右冠状动脉开口于升主动脉右侧（C区域的位置），相当于右冠静脉桥血管的开口。因此，指引导管选择原则上等同于右冠静脉桥血管，如JR或AL等。

笔者经验：对于右冠状动脉开口于左冠状窦的患者，指引导管选择上存在3个技巧：①冠状动脉开口在哪个冠状动脉窦，选择同侧的指引导管；②采用JL导管时要尽量小一号；③为了增加指引导管的稳定性和支撑力，此时需寻找同侧动脉壁的支撑（图3-16）。

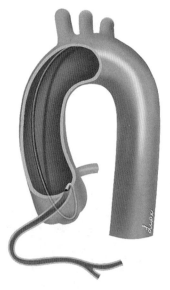

图3-16　JL3.0/3.5指引导管钩挂开口起源来自左冠状动脉窦的右冠状动脉

（天津医科大学总医院　吴成程　李永乐）

参 考 文 献

Agostoni P，Biondi-Zoccai GGL，de Benedictis ML，et al，2004. Radial versus femoral approach for percutaneous coronary diagnostic and interventional procedures；Systematic overview and meta-analysis of randomized trials. J Am Coll Cardiol，44（2）：349-356.

Bertrand OF，Rao SV，Pancholy S，et al，2010. Transradial approach for coronary angiography and interventions：results of the first international transradial practice survey. JACC Cardiovasc Interv，3（10）：1022-1031.

Ikari Y，Masuda N，Matsukage T，et al，2009. Backup force of guiding catheters for the right coronary artery in transfemoral and transradial interventions. J Invasive Cardiol，21（11）：570-574.

Kameda S，Okamura A，Sakata Y，et al，2020. Guide catheter extension lock enables the strongest backup force during the antegrade approach in percutaneous coronary intervention. Cardiovasc Interv Ther，35（2）：177-184.

Valgimigli M，Gagnor A，Calabró P，et al，2015. Radial versus femoral access in patients with acute coronary syndromes undergoing invasive management：a randomised multicentre trial. Lancet，385（9986）：2465-2476.

第4章 右冠状动脉开口病变指引导管的选择及处理方法

冠状动脉开口病变在介入手术中并非少见,主要指病变距冠状动脉开口3mm范围内。根据病变部位,分为左冠状动脉开口、右冠状动脉开口、大隐静脉桥开口,属于真正意义上的开口病变;对角支、钝缘支及后降支等开口病变实属分叉病变范畴。本文着重探讨右冠状动脉开口病变。

开口病变的特点与介入治疗的难点包括:①开口病变多延续至主动脉壁,富含弹性纤维组织,易回缩,扩张效果差,容易出现再狭窄;②支架难定位,支架送入过多会导致支架覆盖病变不完全,回退突出开口过多会给再次介入治疗带来困难;③并发症较为严重,如开口处夹层血管急性闭塞而导致急性缺血事件,或夹层逆行撕裂至主动脉造成主动脉夹层;④有些开口病变会造成压力嵌顿,指引导管难以到位或深插。

一、病变的评判

要做好开口病变,对病变进行准确评判是前提,除依靠冠状动脉造影外,还要结合有创压力的衰减情况和腔内影像学(IVUS或OCT)。

二、指引导管的选择

当判断为开口病变后,指引导管的选择非常重要。指引导管的选择需要注意以下几点:①要重点关注导管的同轴性与稳定性,但势必会削弱导管的支撑力,包括指引导管的管径和形状;形状选择上,右冠状动脉开口病变选择右冠-JR指引导管或左冠-JL指引导管更为合适,Amplatz指引导管则不作为优先选择;②为了避免指引导管的深插,降低并发症的风险,可以选择短头的指引导管SAL、JR、JL;③如果开口存在严重狭窄,指引导管到位后压力嵌顿明显,甚至造影导管造成压力波形的变化,既可以选择带侧孔的指引导管,也可以选择管径尽可能细的指引导管,当然这是以牺牲导管的支撑力和内腔直径为代价的。

三、病变的处理技巧

1.充分预处理 为了避免斑块迁移,减少弹性回缩,减少支架位移,要对病变进行充分的预处理,可以选择半顺应性球囊、双导丝球囊、切割球囊、棘突球囊预扩张。对于钙化病变,腔内影像学指导下旋磨的预处理非常重要。

2.伴行技术　鉴于开口病变时指引导管选择受限,存在支撑力不足的情况,针对该问题可选择导丝伴行或球囊伴行技术,即送导丝或球囊至右冠状动脉远段来降低血管的弯曲程度并提供直接器械通过病变的滑行轨道,来弥补支撑力的不足。当需要强大支撑力时,可以选取右冠状动脉近端分支进行球囊锚定技术,来增加导管-导丝系统的稳定性,增加支撑力。

3.漂浮导丝球囊技术　右冠状动脉开口病变PCI术中经常会遇到"拉抽屉"现象,即球囊或支架大幅度位移,给球囊或支架精准定位释放带来困难。常用且有效的技术为漂浮导丝球囊技术,浮动一根导丝或球囊在右侧窦底,保证指引导管既不嵌顿又不来回移动,可取得较好效果(图4-1)。支架定位时,可以选择回拉支架定位,这时导管会被"吸"至右冠状动脉开口,增加系统的稳定性。

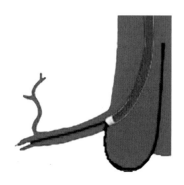

图4-1　浮动导丝(floating wire)技术

4.开口支架塑形　开口病变通常支架近端需露出口1～2mm,回撤球囊,对开口部再次高压扩张使支架成喇叭口状;需特别注意的是,球囊扩张时间要短(<10秒),压力要高(≥16 atm),确保支架充分扩张和贴壁良好。

(天津医科大学总医院　梁春坡　王　清)

第5章　右冠状动脉指引导管支撑力不足的预判及处理措施

正所谓知己知彼百战不殆，成熟术者在行PCI术前都会先根据患者的资料尤其是造影结果制订手术策略，其中重要的一环是评估术中所需的指引导管支撑力。如果对于术中所需支撑力评估不足，可能导致导丝、球囊、支架不能顺利到位，甚至导丝导管飞出冠状动脉口导致手术失败或发生并发症等严重后果。

对于术中所需支撑力的评估，应充分考虑以下几点。

1.是否为慢性闭塞性病变（CTO）（图5-1）。CTO病变往往需要应用头端克数较大的导丝进攻闭塞段纤维帽，在导丝顺利通过时也需要较强支撑力来推送微导管通过病变闭塞段，因而在处理CTO病变时足够的支撑力显得尤为重要，这也是手术能否成功的关键条件。

2.血管是否严重纤曲（图5-2）。严重纤曲成角的病变血管往往是器械通过的巨大障碍，无论是预扩张球囊、支架还是后扩球囊都可能因为血管纤曲及支撑力不足无法推送到位。此时用力推送器械有可能使连同导丝指引导管在内的整套系统飞出冠状动脉致使手术前功尽弃。

3.血管是否存在严重钙化（图5-3）。在没有腔内影像学支持的情况下，提前判断钙化病变对于器械通过性的影响存在偏差，有时造影中观察到的严重钙化为血管外膜钙化，并不影响器械通过，但有时造影观察钙化并不严重，甚至只是一个钙化小结也可能成为器械通过的"拦路虎"，这时如果指引导管提供的支撑力足够，便可以顺利完成手术。尽管如此，在特定情况下仍然要启动冠状动脉旋磨来进行斑块修饰，即便如此，冠状动脉旋磨仍然需要指引导管提

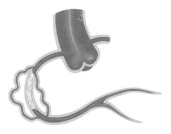

图5-1　右冠状动脉CTO病变

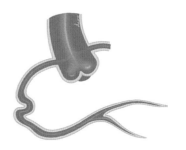

图5-2　右冠状动脉纤曲病变

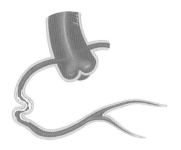

图5-3 右冠状动脉钙化病变

供足够的支撑力。

除以上几点外,病变部位的远近、病变的长短、主动脉的纤曲程度都可能成为判断术中所需支撑力的依据。总之,根据病变类型特点评估术中所需支撑力是顺利完成手术的重要前提。

了解术中所需导管支撑力固然重要,但掌握增加支撑力的方法更加重要。

首先要说的是因解剖结构的差异,手术入路不同,指引导管的支撑力也将有所差异,对于右冠状动脉指引导管而言,股动脉入路提供的支撑力大于左侧桡动脉;单就常用的右侧桡动脉入路而言,开口偏左的头臂干提供的支撑力大于偏右的头臂干。

其次,指引导管的型号及头端形状是决定其支撑力的关键因素。指引导管的支撑力源自主动支撑和被动支撑,主动支撑即导管本身的同轴支撑力,被动支撑来自主动脉对侧壁及瓦氏窦。更大型号的指引导管不仅提供了更多器械通过的空间,也提供了更强的主动支撑力。以JL指引导管为例6F指引导管打开第二弯折所需要的力为0.25gF,而8F指引导管所需的力为0.535gF,相差一倍多。

指引导管的头端更长将提供更强的支撑力,长的指引导管头端更容易深插也更容易使导管体部找到对侧动脉壁和窦底从而提供更强的支撑力,如AL1.0指引导管支撑力大于AL0.75。

指引导管的形状最终决定了其能否顺利贴靠对侧壁及瓦氏窦来提供强大的被动支撑,其中公认的强支撑导管为AL系列,较弱的为常用的JR导管,SAL及ART介于两者之间,在某些情况下左冠状动脉导管如JL、EBU也可用于右冠状动脉手术提供较强支撑力。但提供更强的支撑力牺牲的往往是指引导管的操纵性及安全性,因而没有最好的指引导管,只有最为合适的指引导管,根据病变选择能提供最佳支撑力、操控性及安全性的指引导管尤为重要。除此以外,对JR导管的特殊操作如导管深插及Amplatz导管塑性也可增加支撑力,但需要术者丰富的经验及高超的导管操作技巧。

最后我们来谈谈利用指引导管外的其他器械提供支撑力的方法。随着介入器械的不断进步，我们"兵器库"中的"武器"也越来越多，其中不乏增加支撑力的许多利器，最常用的是延长导管（图5-4）。

延长导管可以起到同轴校准的作用，从而提升同轴支撑力，与此同时也为器械输送提供了更加柔顺光滑的通路，不仅如此，延长导管还可以避免因指引导管从冠状动脉口脱出所导致器械飞扬的发生，可谓一举多得。子母导管技术有时又称"5进6"或"5进7"导管技术。顾名思义，就是在原有6F或7F指引导管内进入第二个5F指引导管，这一指引导管通常为直头设计。这一方法可以显著提升指引导管的支撑力。体外研究表明，在6F指引导管内加入5F指引导管，若后者前端在6F指引导管内露出5mm，整个系统的支撑力将大于7F指引导管；并且随着露出长度越多，其支撑力也越强。

在处理需要强大支撑力的CTO病变时球囊锚定技术较为常用（图5-5），即选择管径较大的分支血管，置入导丝并选用直径较血管管径相符或略大的顺应性球囊低压力扩张，像船锚一样固定指引导管，但这项技术要求边支及锚定球囊的选择得当，不然过小的锚定球囊没有效果，过大则有可能损伤边支而得不偿失。

当病变纤曲等高阻力情况存在时，器械输送困难，此时球囊锚定＋延长导管辅助可以很好地将延长导管送至病变远端，然后经过延长导管输送器械，如支架（图5-6～图5-8）。

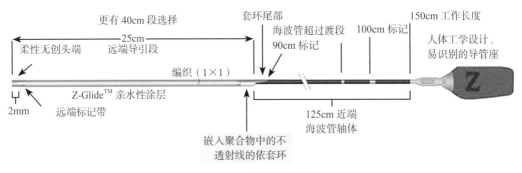

图5-4　延长导管的结构

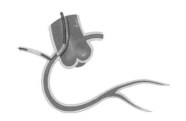

图5-5　球囊锚定技术

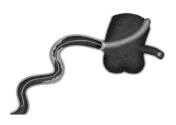

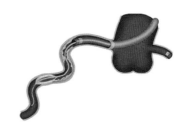

图5-6 球囊锚定技术辅助延长导管的应用：高阻力病变

图5-7 球囊锚定技术辅助延长导管的应用：球囊锚定

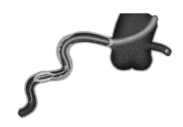

图5-8 球囊锚定技术辅助延长导管的应用：输送延长导管

另一种技巧为导丝锚定技术。方法是在置入第一枚支架时多在血管中置入一根导丝，支架膨胀后就会将导丝压住，如球囊锚定技术一样，这根导丝就可以起到固定指引导管的作用，便于后续器械的通过。但应注意的是在高压后扩张支架或置入新的支架前务必撤出锚定导丝，防止导丝难以撤出或折断。

Buddy Wire及Buddy Balloon技术，即在病变血管处多置入一根导丝或一个导丝及球囊从而增加指引导管的同轴性和支撑力，也可使原本纡曲的血管变得更平直，便于器械通过，这也是一种既增加支撑力又增加通过性的一举多得的好方法。

综上所述，对病变充分的预估，对器械正确的选择，对方法恰当运用，是手术成功的关键。正所谓艺多不压身，多掌握一种提高导管支撑力的方法就会使我们对于复杂病变的处理多一分从容，手术过程也会变得更加顺利、更加安全。

（天津医科大学总医院　郭一凡　徐绍鹏）

第6章 桡动脉闭塞及预防

经桡动脉冠状动脉介入治疗已经成为多数国家和地区的首选介入入路方案，大规模的临床研究证实，经桡动脉介入治疗不仅减少了高危冠状动脉介入治疗的入路并发症，同时减少了死亡率，因此，ESC指南推荐桡动脉作为冠状动脉介入的首选入路。经桡动脉行PCI治疗的最常见并发症是桡动脉闭塞，尽管桡动脉闭塞不常引起手部缺血症状，但在出血高危且需反复多次冠状动脉介入治疗的冠心病患者中，后期无桡动脉入路的PCI手术必然增加出血风险；同时桡动脉闭塞将影响冠状动脉旁路移植术（CABG）患者桡动脉桥血管及透析患者桡动静脉瘘的应用。因此，桡动脉的保护至关重要。在真实世界里，桡动脉闭塞的发生率高达7.7%，桡动脉闭塞的风险与年龄、性别、鞘管内径及桡动脉直径相关。

病理生理学研究表明，桡动脉闭塞通常经过急性损伤至慢性损伤的过程。早期的损伤为急性血栓的形成，源自鞘管造成的内皮损伤及压迫产生的高凝状态。而血管平滑肌增生可能进一步导致内膜增厚，产生慢性闭塞。

目前研究证实与桡动脉闭塞相关的危险因素见图6-1。

需要注意的是：桡动脉痉挛显著增加桡动脉闭塞风险，而痉挛的发生风险与导管和血管内膜之间的摩擦显著相关。因此，血管内注射硝酸甘油＋维拉帕米能显著降低痉挛风险；另外，采用亲水涂层的导管系统同样减少了鞘管系统与血管之间的摩擦，降低痉挛的发生风险。

而在女性、高龄、低体重、糖尿病及既往有桡动脉介入病史，或者需要额外保护桡动脉入路的患者中（动脉入路受限需重点保护桡动脉、潜在CABG或潜

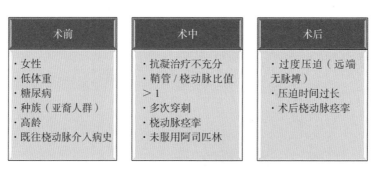

图6-1 桡动脉闭塞的危险因素

在的透析患者），可以采取图6-2中所列的方式预防桡动脉闭塞。

Convey导管具有超大的内腔，在入路受限的患者中，能够在更小外径前提下提供更大的内腔，因此可以在满足手术需求的条件下选用更小外径的指引导管及鞘管，减少桡动脉闭塞的并发症。同时，Convey导管具有独特的亲水涂层，可以显著降低术中桡动脉痉挛的风险，不但减少桡动脉闭塞的发生风险，同时降低了因桡动脉痉挛导致血管抱死指引导管情况的发生，改善了术中指引导管的操控性，大大增加了手术的安全性和便利性，缩短了手术时间（图1-5，图6-3）。

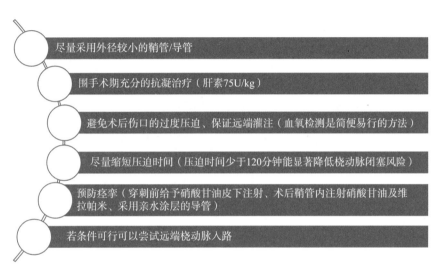

图6-2　预防桡动脉闭塞的方法

研究：亲水涂层导管是否比非亲水涂层导管减少桡动脉痉挛（RAS）的发生概率

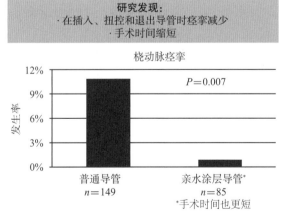

图6-3　亲水涂层导管减少桡动脉痉挛的证据

（天津医科大学总医院　刘文楠　董劭壮）

第7章 桡动脉或肱动脉痉挛/纡曲时指引导管的操作技巧：BAT技术

桡动脉入路目前是我国冠状动脉介入的常规路径。由于桡动脉细小，分支众多，常出现桡动脉或肱动脉痉挛/纡曲的情况，器械通过时难免会碰到各种阻力和路障。在推送导丝或导管过程中如感到阻力应立即停止，在透视下操作，必要时行血管造影明确原因。暴力通行或将铸成大错，导致血管痉挛、血管穿孔或破裂等严重并发症。

1.桡动脉或肱动脉痉挛/纡曲是造成导丝导管通过困难的常见原因　桡/肱动脉痉挛的常见处理方法如下：①鞘管内反复注射抗痉挛药物，包括硝酸甘油200μg、维拉帕米200μg或地尔硫䓬2.5～5mg等；②尽量减小导管尺寸，导管前进时避免直接推送，螺旋形前进可能有助于通过痉挛节段；③罕见情况下，导管被痉挛节段抱住而且解痉药物无效时，可尝试臂丛神经麻醉或全身麻醉。

桡/肱动脉纡曲的常见处理方法：①首先可通过操控造影导管来调整导丝前送的方向，常有利于导丝通过纡曲段血管。如不行，则换用软导丝，如PTCA导丝或亲水涂层造影导丝先通过纡曲段血管，导丝尽量送到锁骨下动脉以加强支撑。如支撑力不够，用2根PTCA导丝。②如导管不能完全通过扭曲节段，先将导管尽量深入纡曲部位，然后将导丝换成支撑更强的导丝，如PTCA导丝换成亲水涂层造影导丝，亲水涂层造影导丝换成标准的J形造影导丝，然后通过导管。③BAT技术。

2014年，Patel T等首先采用球囊辅助通过（balloon-assisted tracking，BAT）技术，用于通过桡/肱动脉途径中扭曲、细小的节段（包括严重痉挛节段）。

2.BAT技术要点　先将普通PTCA导丝通过纡曲段送至远端，再将球囊部分突出于造影导管或指引导管，3～6atm低压扩张，然后沿着PTCA导丝整体前送通过纡曲/痉挛部位。一般采用15～20mm长度的预扩球囊，直径根据导管而定，如5F导管采用小于或等于1.5mm直径球囊，6F导管采用2mm直径球囊。由于球囊扩张后将拉直导管头端，加上球囊扩张后前段形成由小变大的自然弧度，这些变化将有助于指引导管或造影导管通过细小扭曲的血管节段（图7-1，图7-2）。然而，Convey指引导管自身独特的亲水涂层设计，联合BAT技术将更

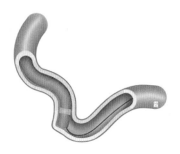

图7-1　BAT技术示意图（一）

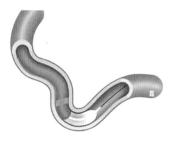

图7-2　BAT技术示意图（二）

容易成功输送指引导管至升主动脉。

　　因此，在桡/肱动脉痉挛/纡曲的情况下，应用Convey指引导管的亲水涂层＋BAT技术更容易通过痉挛或纡曲的动脉。

（天津医科大学总医院　黄进勇　陈　俊）

第8章 病例解析

病例1 应用LeftBU 3.25指引导管进行冠状动脉介入治疗一例

【病例介绍】 患者，男，73岁。主因"间断胸痛1周，再发伴加重1.5小时"入院。患者于入院前1周饱餐后出现胸部胀痛，持续10余分钟，休息后症状缓解。入院前1.5小时患者症状再次发作，持续不缓解前来就诊。

既往史：否认高血压、糖尿病病史，有吸烟史20余年。

【入院心电图】 I、aVL、V_3～V_6导联ST段压低0.05mV（图8-1）。

【入院UCG】 LVEF 0.65，室壁运动正常（图8-2）。

【入院诊断】 冠状动脉性心脏病，不稳定型心绞痛，心功能Ⅱ级（NYHA分级）。

【药物治疗】 阿司匹林100mg Qd，氯吡格雷75mg Qd，阿托伐他汀20mg Qn治疗。

【冠脉造影影像】 冠状动脉造影结果：左主干开口狭窄30%，前降支近段狭窄50%，中段狭窄90%，回旋支近中段狭窄95%，右冠状动脉中段狭窄50%（图8-3～图8-8）。

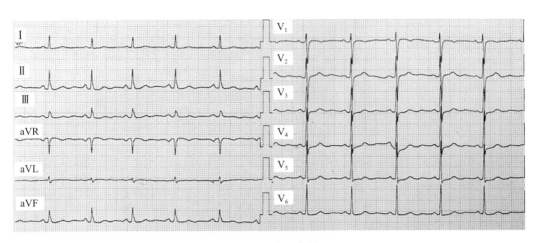

图8-1 入院心电图

2D 及 M 型						Doppler	收缩期		舒张期	
主动脉窦径	32	mm	主肺动脉径	24	mm	二尖瓣	422	cm/s	72	cm/s
左房前后径	31	mm	左室舒末径	43	mm	三尖瓣	252	cm/s	48	cm/s
右房左右径	35	mm	右室左右径	30	mm	主动脉瓣	118	cm/s		
室间隔厚度	9	mm	运动幅度	8	mm	肺动脉瓣	92	cm/s	183	cm/s
左室后壁厚度	9	mm	运动幅度	11	mm	肺动脉压力	25	mmHg		

心功能检查：	左室射血分数（EF）：0.65	二尖瓣血流 E/A：0.8	组织多普勒 Ea/Aa：＜1

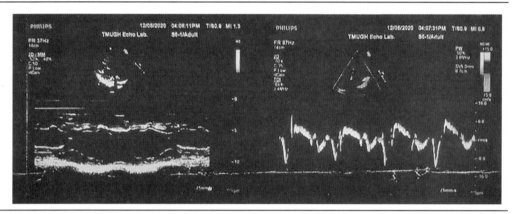

超声所见：
主动脉窦内径正常；各腔室内径正常；左、右室壁厚度及运动正常；房间隔及室间隔完整；肺动脉瓣、二尖瓣、三尖瓣可见少量反流信号，为中心性；心包未见明显异常

超声提示：
肺动脉瓣、二尖瓣、三尖瓣反流（轻度）
左心室舒张功能改变，请结合临床

图 8-2　入院超声心动图

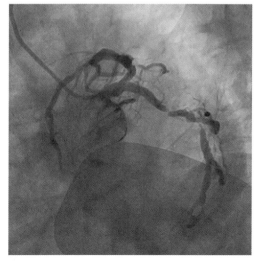

图 8-3　蜘蛛位

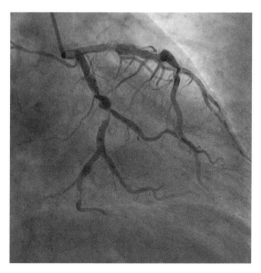

图 8-4　肝位

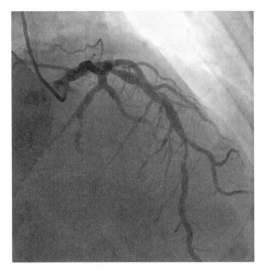

图8-5　右肩位

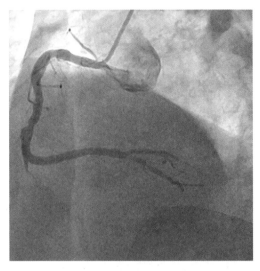

图8-6　左前斜

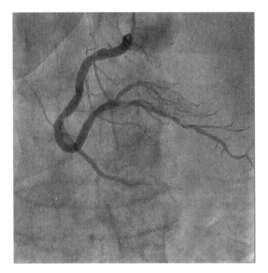

图8-7　正头位

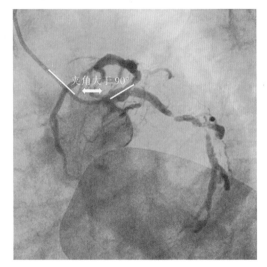

图8-8　蜘蛛位造影导管与左主干夹角

【冠脉介入治疗策略】　行回旋支PCI。

指引导管选择：蜘蛛位冠状动脉造影影像，造影导管与冠状动脉夹角虽然大于90°，但未见明显钙化，故选择Convey 6F LeftBu 3.25指引导管（图8-8）。

指引导管入冠操作：采用第三式-仙人指路，导管窦底成U形，顺时针旋转指向左冠状窦，前送钢丝＋上提＋顺时针旋转，前向打开指引导管，回撤导丝，导管入冠（图8-9～图8-11）。

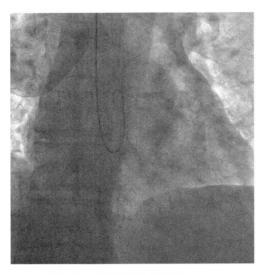

图8-9　指引导管入冠操作（一）

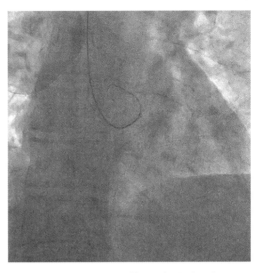

图8-10　指引导管入冠操作（二）

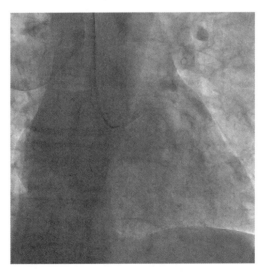

图8-11　指引导管入冠操作（三）

　　手术过程：行回旋支PCI，导丝为Runthrough NS导丝，第二条Runthrough导丝保护钝缘支，CONQUEROR 2.0mm×20mm球囊扩张回旋支病变，于回旋支置入Alpha 3.5mm×24mm支架1枚，交换钝缘支导丝，Gusta NC 3.5mm×15mm球囊进行后扩张，造影提示支架近段发白，考虑斑块不稳定，遂于近段置入GuReater 3.5mm×12mm支架1枚，Gusta NC 3.5mm×15mm球囊进行后扩张（图8-12～图8-22）。

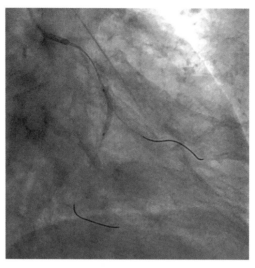

图8-12　CONQUEROR 2.0mm×20mm球
囊扩张回旋支病变

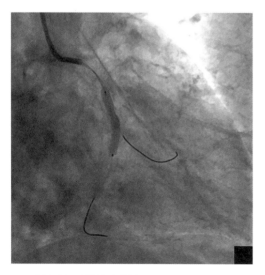

图8-13　回旋支置入 Alpha 3.5mm×24mm
支架1枚

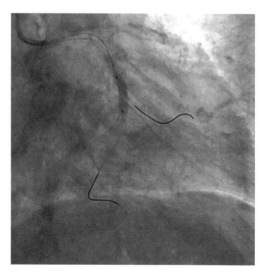

图8-14　Gusta NC 3.5mm×15mm球囊进
行后扩张（一）

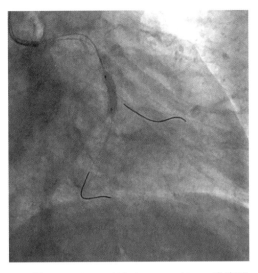

图 8-15 Gusta NC 3.5mm×15mm 球囊进行后扩张（二）

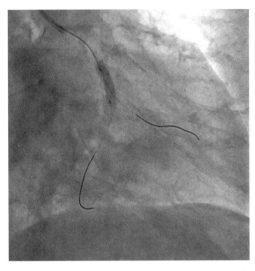

图 8-16 Gusta NC 3.5mm×15mm 球囊进行后扩张（三）

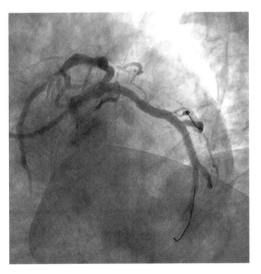

图 8-17 造影提示支架近段发白

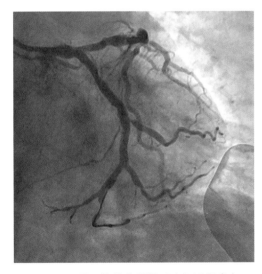

图 8-18 另一体位造影提示支架近段发白

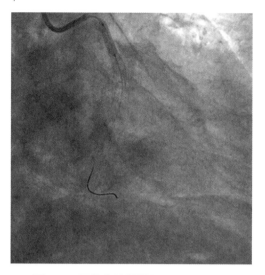

图8-19 回旋支近段置入GuReater 3.5mm×12mm 支架1枚

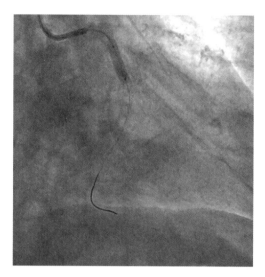

图8-20 Gusta NC 3.5mm×15mm球囊再进行后扩张

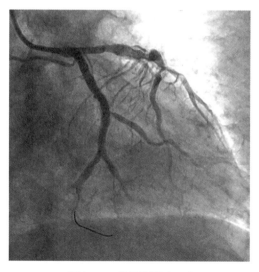

图8-21 术后造影（一）

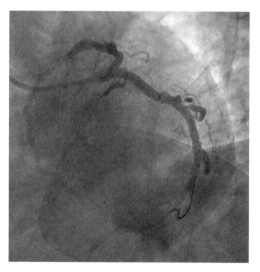

图8-22 术后造影（二）

【专家点评】 本例患者冠状动脉造影提示回旋支病变虽然不复杂，但由于左主干存在病变，同时并非长左主干，所以指引导管选择上需要兼顾指引导管的支撑力与操作的安全性，因此，术者并未选择LeftBU3.5指引导管，而是选择了LeftBU3.25指引导管。由于左主干开口存在病变，指引导管入冠时采取的方式是第三式"仙人指路"，避免了应用第二式"爬升法"带来的左主干开口病变损伤。术者应用J形钢丝的支撑力，将导管前端打开，当回撤导丝时，导管自然会跳入左冠状动脉内或左冠状动脉开口下方。如果指引导管头端指向了左冠状动脉开口下方，这时可以通过逆时针旋转导管、嘱患者深吸气或导丝辅助偷袭等方法辅助指引导管进入左冠状动脉内。

在这个病例中由于指引导管型号偏小、非长左主干，通过下坐指引导管来增加导管支撑力时，介入术中操作可能会出现指引导管深插进入回旋支、甚至诱发回旋支开口夹层的情况，此时我们可以将一条工作导丝送至前降支远端，避免出现导管在分支血管的深插。如果左主干开口狭窄严重，我们可以选择JL指引导管、甚至需要带侧孔的指引导管，避免导管超选择单一血管，同时可以增加冠状动脉内血流量。

因此，介入术前的策略、术中的胆大心细，会带来事半功倍的效果。

（天津医科大学总医院　孟新民　王　清）

病列2 应用LeftBu 3.5指引导管进行
冠状动脉介入治疗一例

【病例介绍】 患者,男,58岁。主因"胸痛7小时"入院。患者于入院前7小时行走中突发胸痛,伴大汗,症状持续不缓解就诊于医院,查肌钙蛋白升高。

既往高血压病史10余年,有长期吸烟饮酒史,否认糖尿病、脑血管病病史。

入院体格检查:体温36.6℃,脉搏100次/分,血压150/80mmHg,呼吸22次/分。神清语利,颈软,无抵抗,双肺呼吸音粗,未闻及干、湿啰音。心音有力,律齐,心率100次/分。腹软,无压痛、反跳痛、肌紧张。双下肢不肿。病理征未引出。

【入院心电图】 I、aVL、V_1～V_5导联ST段抬高(图8-23)。

【入院UCG】 LVEF 0.34,左室前壁、室间隔、下壁心尖段运动减弱(图8-24)。

【入院诊断】 ①冠心病,急性广泛前壁心肌梗死,心功能I级(Killips分级);②高血压病2级(很高危)。

【药物治疗】 阿司匹林100mg Qd,替格瑞洛90mg Q12h,阿托伐他汀20mg Qn治疗。

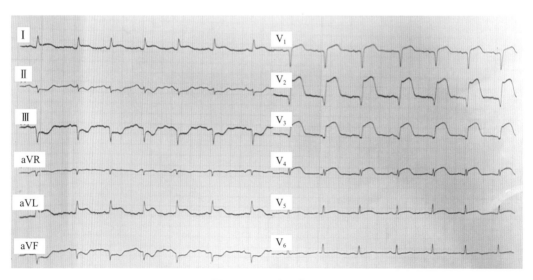

图8-23 入院心电图

基本测值

项目	数值	单位	项目	数值	单位
主动脉窦内径	31	mm	升主动脉内径	38	mm
左房前后径	32	mm	主肺动脉内径	25	mm
左室舒张末径（前后）	49	mm	右房左右径	34	mm
左室收缩末径（前后）	37	mm	右室左右径（中）	27	mm
室间隔厚度	7	mm	左室后壁厚度	8	mm
左室射血分值	39	%	肺动脉收缩压	30	mmHg
二尖瓣E/A	0.4		二尖瓣环e′/a		

超声所见：

主动脉窦　　正常　增宽　　　　　升主动脉　正常　　增宽　　　　　主肺动脉　正常　　增宽

左房　　　　正常　增大　偏小　　左室　　　正常　增大　偏小

右房　　　　正常　增大　偏小　　右室　　　正常　增大　偏小

左室壁厚度　正常　增厚（对称性　非对称性）　变薄　　部位（室间隔　前　下　后　侧　壁）

左室壁运动　正常　增强　减弱（普遍性　节段性）　　　部位（室间隔　前　下　后　侧　壁）

　　　　　　其他：左室心尖部向外膨出，可见矛盾运动　　心尖段

右室壁运动　正常　增强　减弱（普遍性　节段性）　部位（前　下　侧　壁）

右室壁厚度　正常　增强　变薄　　　　　　　　　　部位（前　下　侧　壁）

二尖瓣　　　正常　狭窄（瓣口面积　　cm²，平均压差　　mmHg）反流　程度（轻　中　重）

三尖瓣　　　正常　狭窄（瓣口面积　　cm²，平均压差　　mmHg）反流　程度（轻　中　重）

主动脉瓣　　正常　狭窄（瓣口面积　　cm²，平均压差　　mmHg）反流　程度（轻　中　重）

肺动脉瓣　　正常　狭窄（瓣口面积　　cm²，平均压差　　mmHg）反流　程度（轻　中　重）

房间隔　　　完整　缺损　部位　　　　　　　　　　　　　缺损大小　　mm

室间隔　　　完整　缺损　部位　　　　　　　　　　　　　缺损大小　　mm

心包　　　　正常　增厚　积液　部位（前　　mm，后　　mm，左　　mm，右　　mm）

超声心动图所见：左心室壁节段性运动减弱，左心室收缩功能下降。

图8-24　入院超声心动图

【冠脉造影影像】　行急诊冠状动脉造影结果：左主干未见狭窄，前降支近中段闭塞，回旋支远段次全闭塞，OM2闭塞，对角支给予OM2侧支循环，右冠状动脉近段狭窄60%（图8-25～图8-29）。

【冠状动脉介入治疗策略】　行前降支及回旋支PCI。

指引导管选择：蜘蛛位冠状动脉造影提示常规Convey 6F LeftBU 3.25指引导管偏小（图8-30），同时术中对回旋支病变进行PCI，为增加指引导管入冠后的同轴性及支撑力，选择指引导管型号为Convey 6F LeftBU 3.5。

指引导管入冠操作：采用第一式，沿导丝将导管送入后窦底，上提导管＋顺指针旋转指引导管，两次跳跃后指引导管入冠（图8-31～图8-34）。

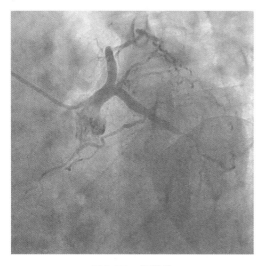

图 8-25　蜘蛛位

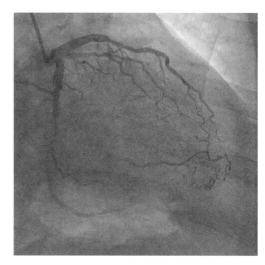

图 8-26　肝位

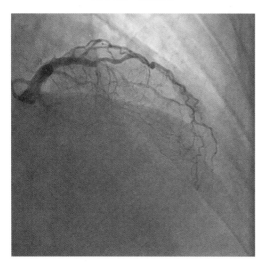

图 8-27　右肩位

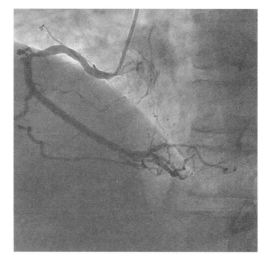

图 8-28　左前斜

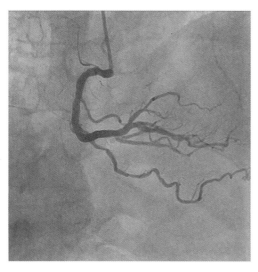

图 8-29　正头位

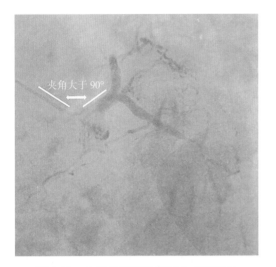

图 8-30 蜘蛛位造影导管与左主干夹角

图 8-31 前送导引钢丝至窦底、指引导管跟进

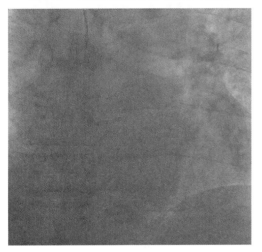

图 8-32 回撤导引钢丝, 上提指引导管＋
顺时针旋转

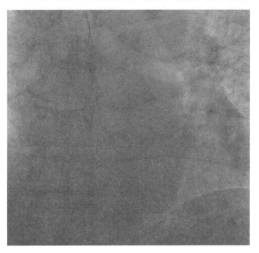

图 8-33 指引导管入冠

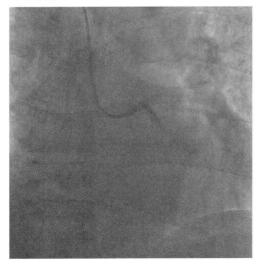

图 8-34 指引导管"冒烟"确认入冠

　　手术过程: 先进行前降支PCI, 将两条Runthrough NS导丝分别送至前降支及对角支远端, Mini TREK 2.0mm×20mm球囊扩张前降支病变, 于前降支置入Resolute 2.5mm×24mm及3.0mm×24mm支架各1枚, Sapphire NC 2.75mm×15mm、3.0mm×15mm、3.5mm×10mm球囊进行后扩张。回旋支导丝为Runthrough NS导丝, Legend 2.0mm×20mm球囊扩张回旋支病变, 于回旋支置入Resolute 2.5mm×24mm支架1枚, Sapphire NC 2.75mm×15mm球囊进行回旋支支架内扩张。术后造影见图8-35～图8-45。

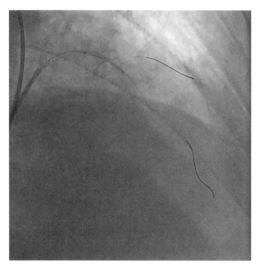

图8-35　Mini TREK 2.0mm×20mm球囊扩张前降支病变

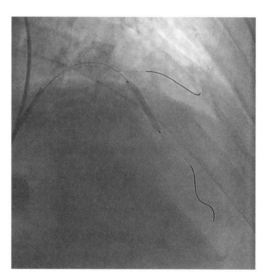

图8-36　前降支置入Resolute 2.5mm×24mm支架1枚

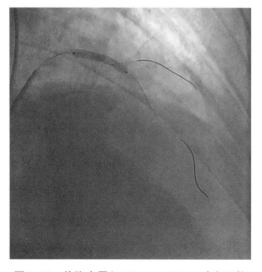

图8-37　前降支置入3.0mm×24mm支架1枚

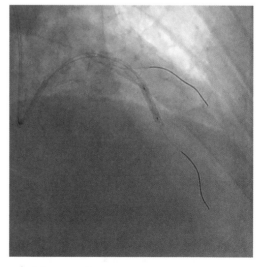

图8-38　Sapphire NC 2.75mm×15mm球囊进行后扩张

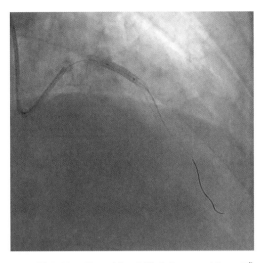

图 8-39　Sapphire NC 3.0mm×15mm 球囊进行后扩张

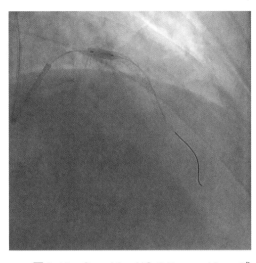

图 8-40　Sapphire NC 3.5mm×10mm 球囊进行后扩张

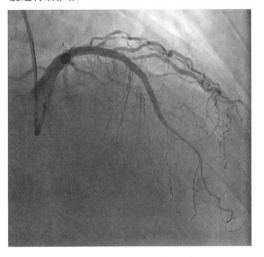

图 8-41　前降支 PCI 术后造影

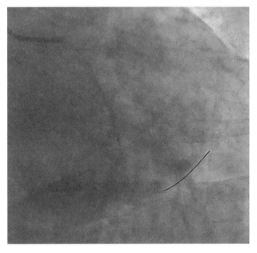

图 8-42　Legend 2.0mm×20mm 球囊扩张回旋支病变

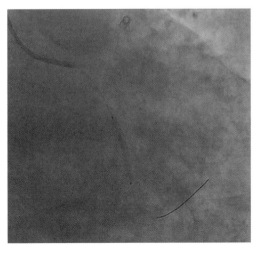

图 8-43　回旋支置入 Resolute 2.5mm×24mm 支架 1 枚

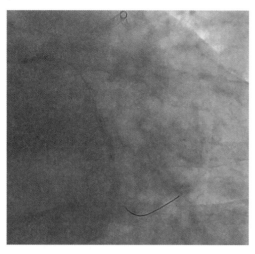
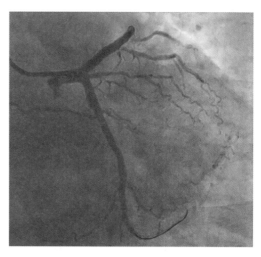

图 8-44 Sapphire NC 2.75mm×15mm 球囊进行回旋支支架内扩张

图 8-45 回旋支 PCI 术后造影

【专家点评】 本例为 STEMI 患者行直接 PCI 并进行完全血运重建的病例，由于回旋支血流受限，同时患者进行前降支 PCI 术后心电血流动力学稳定，因此进行了非梗死相关血管的 PCI 治疗。我们知道，近年来，急性 ST 段抬高心肌梗死（ST-segment elevation myocardial infarction, STEMI）的诊断和治疗取得了重大进展。STEMI 合并多支血管病变日益多见。约 50% 的 STEMI 患者在接受 PCI 时会发现一支或多支非罪犯血管存在明显狭窄。早先的一些小规模研究提示，STEMI 合并多支血管病变患者在急性期只处理罪犯血管，不应常规处理非罪犯血管的严重病变。2013 年 ACC/AHA 指南认为，对于血流动力学稳定的 STEMI 患者，直接 PCI 时不应干预非梗死相关动脉。

近年来，更大规模的临床随机试验显示，STEMI 合并多支血管病变患者进行完全血运重建具有相似或更好的效果。这些临床研究公布的结果让 STEMI 患者干预非梗死相关动脉的地位上升。PRAMI 研究随机对 465 例完成罪犯血管 PCI 的 STEMI 患者进行了非罪犯血管 PCI 或对照处理。随访 23 个月，结果发现进行非罪犯血管 PCI 组患者的主要终点（心源性死亡、非致死性心肌梗死或难治性心绞痛）发生率明显降低。CvLPRIT 研究与 DANAMI3-PRIMULTI 研究都得出了相似结论。CvLPRIT 研究结果显示 12 个月时完全血运重建组的 MACE 事件发生率较仅处理罪犯血管组降低 50% 以上；且 12 个月后，仅处理罪犯血管组的 MACE 事件发生率有进一步升高的趋势。DANAMI3-PRIMULTI 研究结果表明随访中位数 27 个月时，FFR 指导完全血运重建组的复合终点事件较仅治疗罪犯血管组降低了 41%，FFR 指导完全血运重建组的血运重建率较仅治疗罪犯血管组降低了 71%。2015 年，ACC/AHA/SCAI 更新了相关推荐，认为可以考虑对部分血流动力学稳定的STEMI多支病变患者的非梗死相关动脉进行PCI（急诊PCI或分期PCI，Ⅱb类推荐，B级证据）。

2017年的COMPARE-ACUTE研究是一项多国、多中心、随机、对照研究，连续入选885例STEMI合并多支病变患者。该研究结果表明FFR指导完全血运重建组的MACE事件较仅干预罪犯血管组降低了62%，主要原因是血运重建率下降。2017年ESC的STEMI指南建议在患者出院前对非梗死相关性血管进行血运重建，证据等级进一步提升，将完全血运重建升级到Ⅱa类推荐，证据等级A。2018 ESC/EACTS心肌血运重建指南中，血流动力学稳定的STEMI合并多支血管病变患者可同期或分步处理非梗死相关血管（Ⅱa，A），对于心源性休克患者，不推荐对非梗死相关动脉病变进行常规血运重建（Ⅲ，A）

但至今为止，这些临床随机试验并未证明完全血运重建可以降低临床硬终点事件，例如，死亡和急性心肌梗死。目前，对STEMI患者进行完全血运重建还是仅处理罪犯血管仍存在争议。2019年ESC大会公布的COMPLETE研究试图解决这一问题。COMPLETE研究是一项大型、随机、多中心试验。该研究纳入来自31个国家、140个中心共4041例患者。对罪犯血管成功进行PCI后，1:1随机分配，分别接受完全血运重建或仅干预罪犯血管治疗。两组均接受指南指导下的药物治疗。主要复合首要终点是心血管死亡或急性心肌梗死，次要复合首要终点还包括缺血所致的血运重建。平均随访时间为3年。结果显示，完全血运重建组的主要复合首要终点发生率（2.7%）比仅干预罪犯血管组（3.7%）下降25%（HR 0.74，95%CI: 0.60～0.91，$P=0.004$），但两组的心血管死亡率（2.9% vs 3.2%，$P=0.68$）及全因死亡率（4.8% vs 5.2%，$P=0.51$）无明显差异。次要复合首要终点方面，完全血运重建组（3.1%）比仅干预罪犯血管组（6.2%）下降50%（HR 0.51，95%CI: 0.43～0.61，$P<0.001$）。与既往的随机试验不同，COMPLETE研究是入组人数最多、随访时间最长的一项多中心、随机试验。COMPLETE研究结果表明，STEMI患者进行完全血运重建优于仅处理罪犯血管，此结果主要获益于再发心肌梗死的减少，但两组的心血管死亡率及全因死亡率无明显差异。安全性方面，COMPLETE研究显示两组间在主要出血事件发生率与对比剂相关急性肾损伤方面无统计学差异。但是回顾COMPLETE研究基线数据，可以发现两组患者平均年龄小于65岁，同时SYNTAX分值相对较低，这增加了冠状动脉血运重建的成功率，因此，高龄患者及复杂的非罪犯血管病变是否适合完全血运重建仍需进一步评价。此外，COMPLETE研究未入组心源性休克患者，因此，COMPLETE研究结果并不能推广至高龄、复杂的非罪犯血管病变及心源性休克。

　　综上,目前的临床研究倾向于对STEMI合并多支血管病变且血流动力学稳定的患者进行完全血运重建或住院期间分步血运重建。但是,临床医师需要根据患者冠状动脉病变的复杂程度、年龄、身体状况、出血与缺血风险等情况进行个体化治疗,方能临床获益最大化。

（天津医科大学总医院　吴成程　李永乐）

病例 3   应用 JR 4.0 指引导管进行冠状动脉介入治疗一例

【病例介绍】   患者，男，63岁。主因"胸痛、胸闷10年，加重半个月"入院。患者于入院前10年因胸痛、胸闷，呈压榨性伴大汗，持续不缓解，就诊于笔者医院，诊断为"急性下壁心肌梗死"，行急诊介入检查并置入支架1枚。术后规律服用抗血小板、降血脂等药物，平时一般活动无胸痛、胸闷症状发作。入院前半个月，游泳后出现胸闷、气短，伴出汗，持续约10分钟休息后症状缓解。近半个月来，劳累后胸闷、气短症状频繁发作，再次于笔者医院就诊收入院。

既往史：高血压病史5年，有吸烟饮酒史，否认糖尿病、脑血管病病史。

【入院心电图】   Ⅱ、Ⅲ、aVF导联q波（图8-46）。

【入院UCG】   LVEF 0.64，室壁运动正常（图8-47）。

【入院诊断】   ①冠状动脉性心脏病，不稳定型心绞痛，陈旧性下壁心肌梗死，心功能Ⅱ级（NYHA分级）；②高血压病2级（很高危）。

【药物治疗】   阿司匹林100mg Qd，氯吡格雷75mg Qd，阿托伐他汀 20mg Qn，美托洛尔缓释片 47.5mg Qd。

【冠脉造影影像】   左主干未见狭窄，前降支近中段狭窄约90%，回旋支中远段狭窄约70%，右冠状动脉近端狭窄约60%、远段狭窄约60%、远段支架内闭塞，可见左冠状动脉给予右冠状动脉远段侧支循环（图8-48～图8-53）。

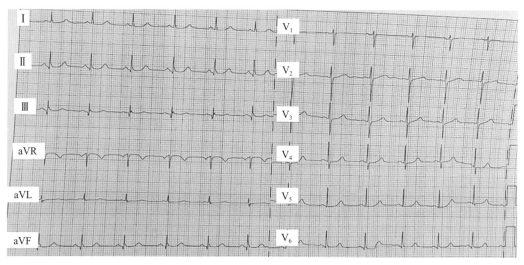

图8-46　入院心电图

2D 及 M 型						Doppler	收缩期		舒张期	
主动脉窦径	29	mm	主肺动脉径	33	mm	二尖瓣	350	cm/s	46	cm/s
左房前后径	32	mm	左室舒末径	43	mm	三尖瓣	223	cm/s	41	cm/s
右房左右径	40	mm	右室左右径	34	mm	主动脉瓣	137	cm/s		
室间隔厚度	9	mm	运动幅度	8	mm	肺动脉瓣	88	cm/s		
左室后壁厚度	9	mm	运动幅度	10	mm	肺动脉压力	22	mmHg		
心功能检查： 左室射血分数（EF）：0.64					二尖瓣血流 E/A：0.7				组织多普勒 Ea/Aa：	

超声心动图所见：主动脉窦内径正常；各腔室内径正常；左、右室壁厚度及运动正常；房间隔及室间隔完整；各瓣膜结构未见明显异常，二尖瓣、三尖瓣可见少量反流信号，为中心性；心包未见明显异常

图 8-47　入院超声心动图

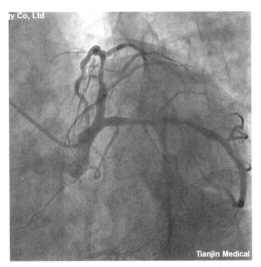

图 8-48　蜘蛛位

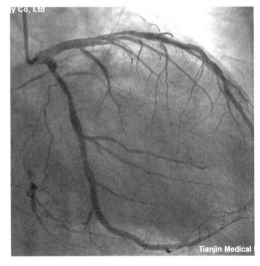

图 8-49　肝位

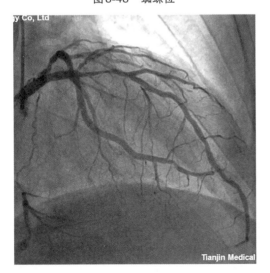

图 8-50　右肩位

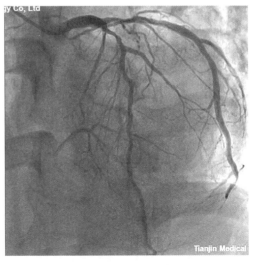

图 8-51　左肩位

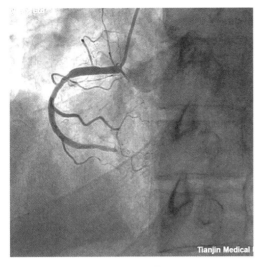

图8-52 左前位

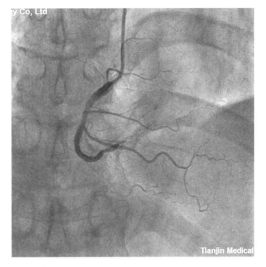

图8-53 头位

【冠状动脉介入治疗策略】 行右冠状动脉PCI。

指引导管选择: 选择Convey 6F JR4.0指引导管。

指引导管入冠操作: 采用上提＋顺时针旋转指引导管入冠的方法(图8-54～图8-56)。

手术过程: 行右冠状动脉PCI, Runthrough NS导丝成功通过右冠状动脉闭塞段并送至右冠状动脉远端, Sapphire NC 2.5mm×15mm球囊扩张右冠原支架近段, Emerge1.5mm×20mm球囊扩张右冠状动脉原支架远段, Sapphire NC 2.5mm×15mm球囊扩张右冠状动脉原支架远段, 乐普2.0mm×16mm球囊扩张支架以远病变, 于右冠状动脉置入Resolute 2.5mm×18mm 支架1枚, 与原支架重叠, Gusta NC 2.75mm×15mm球囊进行后扩张(图8-57～图8-63)。

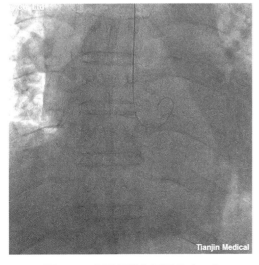

图8-54 指引导管入冠操作 (一)

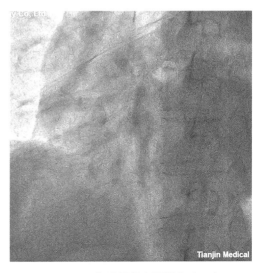

图8-55 指引导管入冠操作 (二)

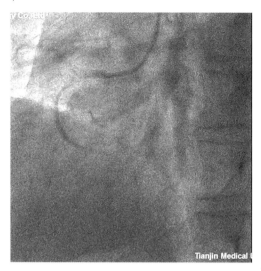

图 8-56　指引导管入冠操作（三）

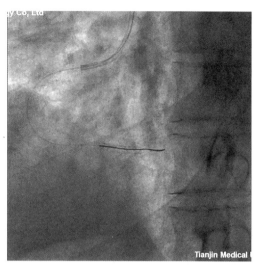

图 8-57　Runthrough NS 导丝成功通过右冠状动脉闭塞病变

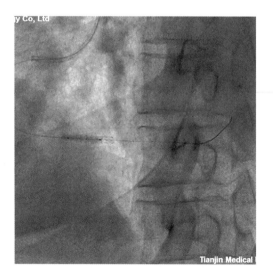

图 8-58　Sapphire NC 2.5mm×15mm 球囊扩张右冠状动脉原支架近段

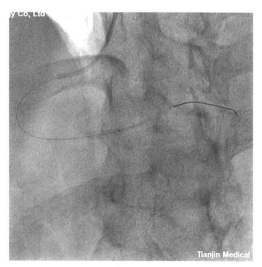

图 8-59　Emerge1.5mm×20mm 球囊扩张右冠状动脉原支架远段

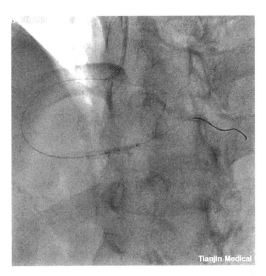

图 8-60 Sapphire NC 2.5mm × 15mm 球囊扩张右冠状动脉原支架远段

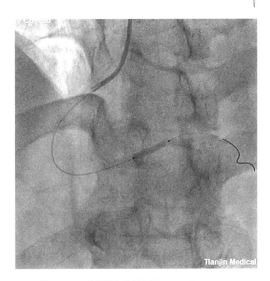

图 8-61 右冠状动脉置入 Resolute 2.5mm × 18mm 支架 1 枚

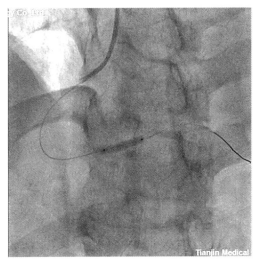

图 8-62 Gusta NC 2.75mm × 15mm 球囊进行支架内后扩张

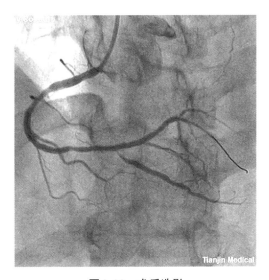

图 8-63 术后造影

【专家点评】 右冠状动脉指引导管的选择较左冠状动脉少, 最常用的导管为 JR 及 AL。由于 JR 指引导管易入冠、不易滑脱、易操控、导管头端安全性高, 临床中 70% 以上右冠状动脉 PCI 时指引导管的选择是 JR。本例病例为一例右冠状动脉远段支架内再狭窄 (in-stent restenosis, ISR) 病例。ISR 往往是支架治疗失败的主要原因。现如今的药物洗脱支架使再狭窄年发生率降至 10% 以下, 但仍然无法彻底解决 ISR, 因此其在很大程度上影响了患者介入术后的生存质量, 是目前 PCI 治疗面临的严峻问题。

在机制方面, ISR具体机制尚不明确, 考虑其主要是血管对损伤的复杂炎症反应和修复过程。ISR的发生机制主要包括: ①血管内皮细胞的损伤与增生; ②血管平滑肌细胞的过度增殖与迁移; ③血栓形成, 细胞外基质的作用; ④炎症反应; ⑤血管弹性回缩及重塑。支架内新生动脉粥样硬化是近年来发现的支架内狭窄的重要病理生理机制。高血压、糖尿病、吸烟等冠心病危险因素可以加速动脉硬化的进展。

临床中, ISR相关的因素包括支架断裂、支架贴壁或膨胀不良、支架丝分布不均、支架外地理丢失、支架连接不全、对支架过敏、弥漫长病变、支架类型等。病变血管大小、病变血管长度和糖尿病等也是ISR的强预测因素。

治疗方面, 控制高血糖、血脂异常、高血压、吸烟等危险因素的同时有效抗血小板治疗及强化他汀治疗是防治药物洗脱支架内再狭窄的关键措施。当ISR导致再次血运重建时, 药物涂层球囊(drug-coated balloon, DCB)是治疗支架内再狭窄ISR的首选方法之一, 获得欧洲心脏病学会/欧洲心胸外科协会(ESC/EACTS)证据等级ⅠA和《药物涂层球囊临床应用中国专家共识》的推荐。DCB通过所携带药物抑制新生内膜过度增生, 避免了两层甚至三层支架的重叠置入, 可减少对冠状动脉解剖的影响; 可能缩短口服双联抗血小板药物的应用时间, 减少其带来的并发症; 同时没有聚合物载体的存在, 可以避免对局部血管的刺激而发生炎症反应。

但是并不是所有ISR均需要DCB处理, DCB处理ISR病变前需要严格的病变预处理, 当预处理病变后存在B型以上夹层或支架外病变过长时可以使用药物涂层支架置入。

总之, 充分的病变预处理后DCB可能适用于一些不能使用支架置入治疗的ISR病变。后续仍需要大样本并严格执行的随机临床试验, 以适当的临床终点来进一步阐明DCB在冠心病介入治疗中的真实获益。

(天津医科大学总医院　吴宪明　董劭壮)

病例4　应用JL指引导管进行右冠状动脉介入治疗一例

【病例介绍】　患者，男，60岁。主因"胸痛2天"入院。患者于入院前2天重体力活动、出汗后出现胸痛，伴咽部紧缩感、左上肢放射，含服硝酸甘油后约1小时症状不缓解，就诊于笔者医院急诊。查ECG示：V_3～V_5导联ST段压低，TnT 1.52ng/ml，予以抗血小板、他汀、扩血管等治疗后症状缓解。

既往史：高血压病史1年、糖尿病病史1年、陈旧性脑梗死病史6年，长期吸烟饮酒史。

体格检查：体温36.6℃，脉搏81次/分，血压142/83mmHg，呼吸18次/分，神清语利，颈软，无抵抗，双肺呼吸音粗，未闻及干、湿啰音。心音有力，律齐，心率81次/分。腹软，无压痛、反跳痛、肌紧张。双下肢不肿。病理征未引出。

【入院心电图】　Ⅲ导联T波倒置（图8-64）。

【入院UCG】　LVEF 0.6，未见室壁运动异常（图8-65）。

【入院诊断】　冠心病，急性非ST段抬高心肌梗死，心功能I级（Killips分级）。

【药物治疗】　阿司匹林100mg Qd，替格瑞洛90mg Q12h，阿托伐他汀20mg Qn。

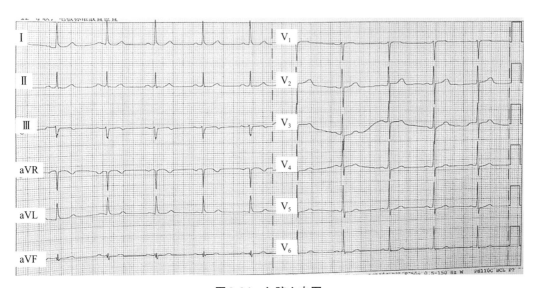

图8-64　入院心电图

基本测值

项目	数值	单位	项目	数值	单位
主动脉窦内径	35	mm	升主动脉内径	35	mm
左房前后径	40	mm	主肺动脉内径	25	mm
左室舒张末径（前后）	47	mm	右房左右径	40	mm
左室收缩末径（前后）	33	mm	右室左右径（中）	35	mm
室间隔厚度	11	mm	左室后壁厚度	11	mm
左室射血分值	60	%	肺动脉收缩压		mmHg
二尖瓣E/A	0.8		二尖瓣环e′a		

超声所见

主动脉窦　　正常　增宽　　　　　　　升主动脉 正常　　增宽　　　　　　　　主肺动脉 正常　　　增宽

左房　　　　正常　增大　　偏小　　　左室　　　正常　　增大　　偏小

右房　　　　正常　增大　　偏小　　　右室　　　正常　　增大　　偏小

左室壁厚度 正常　增厚（对称性　非对称性）　变薄　　部位（室间隔　前　下　后　侧　壁）

左室壁运动 正常　增强　　减弱（普遍性　节段性）　　部位（室间隔　前　下　后　侧　壁）

　　　　其他：

右室壁运动 正常　增强　　减弱（普遍性　节段性）　　部位（前　下　侧　壁）

右室壁厚度 正常　增强　　变薄　　　　　　　　　　部位（前　下　侧　壁）

二尖瓣　　　正常　狭窄（瓣口面积　　cm²，平均压差　　mmHg）反流　程度（轻　中　重）

三尖瓣　　　正常　狭窄（瓣口面积　　cm²，平均压差　　mmHg）反流　程度（轻　中　重）

主动脉瓣　　正常　狭窄（瓣口面积　　cm²，平均压差　　mmHg）反流　程度（轻　中　重）

肺动脉瓣　　正常　狭窄（瓣口面积　　cm²，平均压差　　mmHg）反流　程度（轻　中　重）

房间隔　　　完整　缺损　　部位　　　　　　　　　　　　缺损大小　　mm

室间隔　　　完整　缺损　　部位　　　　　　　　　　　　缺损大小　　mm

心包　　　　正常　增厚　　积液　部位（前　　mm，后　　mm，左　　mm，右　　mm）

超声心动图所见：左心室壁运动未见异常，左心室功能正常

图 8-65　入院超声心动图

【冠状动脉造影影像】　冠状动脉造影结果：左主干未见狭窄，前降支中段慢性闭塞，回旋支远段狭窄99%，分叉病变，Medina 1，1，0型，右冠状动脉近段狭窄90%，后降支中段狭窄99%，右冠状动脉给予前降支侧支循环（图8-66～图8-70）。

【冠状动脉介入治疗策略】　行右冠状动脉PCI。

指引导管选择：6F JL3.5指引导管。

指引导管入冠操作：沿导丝指引导管送入后窦底，上提导管＋顺指针旋转后导管指向左窦，继续旋转将导管指向右冠，前送导管＋同时顺时针旋转后导管入冠（图8-71～图8-73）。

手术过程：行右冠状动脉PCI，6F JL3.5指引导管入冠后，一条Runthrough NS导丝送至后侧支远端。3.0mm×16mm球囊12atm扩张右冠状动脉近段病

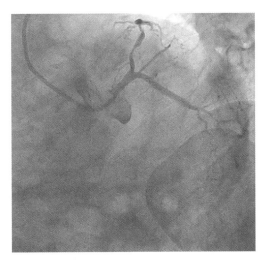

图8-66　蜘蛛位

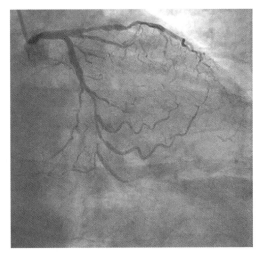

图8-67　肝位

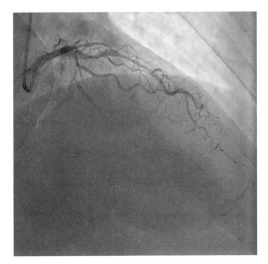

图8-68　右肩位

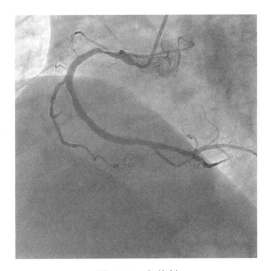

图8-69　左前斜

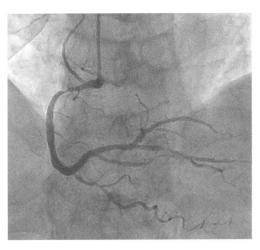

图8-70　正头位

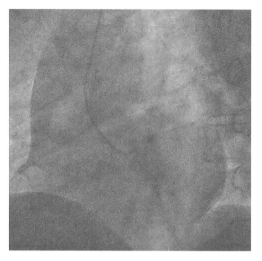

图8-71　指引导管指向左冠状动脉窦

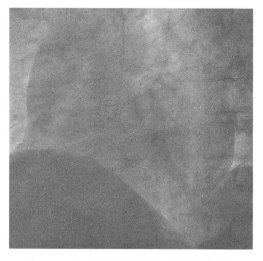

图8-72　旋转指引导管指向右冠状动脉窦

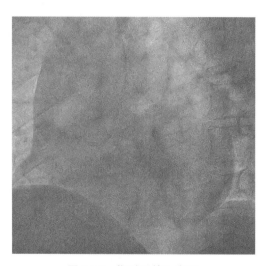

图8-73　指引导管入右冠

变。NANO 3.5mm×33mm支架定位于右冠状动脉近段病变处,未覆盖右冠状动脉开口,8atm释放支架,Gusta NC 3.75mm×15mm球囊16~24atm扩张右冠状动脉近段支架内。一条Runthrough NS导丝送至后降支远端。2.0mm×16mm球囊无法送入后降支狭窄病变内,增强导管主动支撑后球囊成功送至后降支病变,12atm扩张。NANO 2.5mm×21mm支架定位于后降支近段8atm释放。以Apollo 2.5mm×15mm球囊12~20atm扩张后降支支架,再用Gusta NC 3.75mm×15mm球囊16~24atm扩张右冠状动脉近段支架内(图8-74~图8-82)。

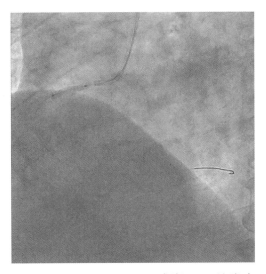

图 8-74 3.0mm×16mm 球囊 12atm 扩张右冠状动脉近段病变

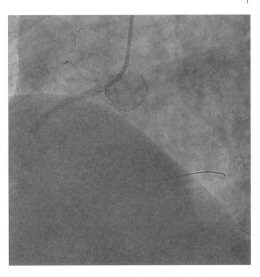

图 8-75 右冠状动脉近段病变处置入 NANO 3.5mm×33mm 支架 1 枚

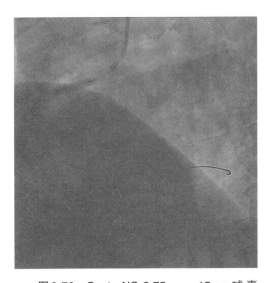

图 8-76 Gusta NC 3.75mm×15mm 球囊扩张右冠状动脉近段支架内

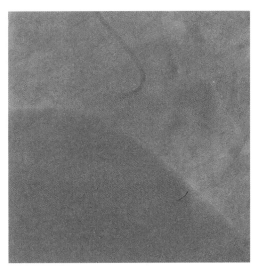

图 8-77 2.0mm×16mm 球囊无法送入后降支狭窄病变内,增强导管主动支撑

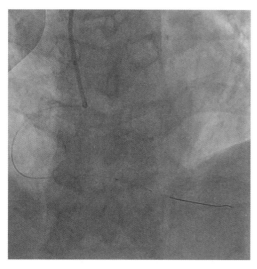

图8-78 增强导管主动支撑后球囊成功送至后降支病变

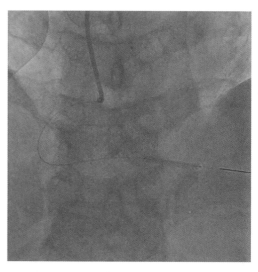

图8-79 后降支置入NANO 2.5mm×21mm支架1枚

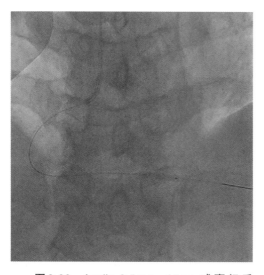

图8-80 Apollo 2.5mm×15mm球囊行后降支支架内扩张

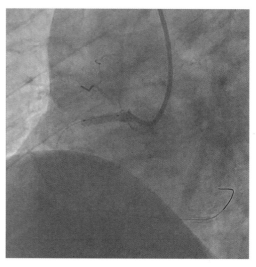

图8-81 Gusta NC 3.75mm×15mm球囊扩张右冠状动脉近段支架

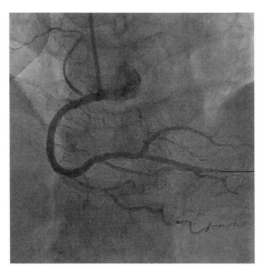

图8-82　术后造影

【专家点评】　指引导管的成功使用是PCI手术成功的关键之一（影响占比40%），是PCI器械选择重要的第一步。右冠状动脉指引导管的选择较左冠状动脉少，最常用的导管为JR及AL。由于JR指引导管易入冠、不易滑脱、易操控、导管头端安全性高，临床中70%以上右冠状动脉PCI时指引导管的选择是JR。但JR指引导管支撑力不足是其限制临床使用的一个重要因素。当选用偏强支撑力的指引导管时，我们常想到的是AL指引导管，但由于其操控性较JR导管困难，操作不当时容易出现冠状动脉夹层，甚至主动脉夹层，往往导致临床中右冠状动脉指引导管的选择处于尴尬的局面。当右冠状动脉向上走行时我们可以选择JL3.5指引导管，由于其对侧动脉壁的贴靠及其弯型设计，JL3.5指引导管比JR3.5/4.0指引导管具有更强的被动支撑力，同时其短头的设计，较AL导管的并发症少，因此，JL3.5指引导管可以是右冠状动脉PCI时兼顾支撑力与安全性的导管选择之一。如果JL3.5导管支撑力仍不足，术中可以使用下坐指引导管呈SAL/AL形态、延长导管（如Guidezilla）、球囊锚定等技术，获得更强的支撑力。此病例处理右冠状动脉远端病变时JL3.5支撑力不足，这时改变指引导管形态，寻求窦底支撑后成功完成病变的预处理。

当处理右冠状动脉近段病变、接近开口甚至开口病变时，常遭遇器械摆动或"拉抽屉"的现象，可导致病变覆盖不完全、无病变节段或分支被支架覆盖等不良后果，严重者需置入另一枚支架进行补救。指引导管的运动与心脏搏动不同步常是器械摆动的主要原因。我们可以理解为指引导管的"悬空"、与动脉壁甚至窦底贴靠的不好。此时的处理对策包括如下几个方面。

1.更换强支撑力指引导管。

2.指引导管深插或延长导管的应用。

3.深插导丝。

4.多导丝。

5.球囊在冠状动脉脉内辅助或锚定。

6.选择长支架。

7.屏住呼吸。

8.漂浮导丝技术。

对于器械摆动严重同时需要器械精确定位时，将另一条导丝送至主动脉，这时前送指引导管同时进行回撤器械定位（漂浮导丝技术）的方法在临床中较为常用。

（天津医科大学总医院　吴成程　徐绍鹏）

病例 5 应用 TIG 指引导管进行右冠状动脉介入治疗一例

【病例介绍】 患者，男，64 岁。主因"胸痛 13 小时"入院。患者于入院前 13 小时饱餐后出现胸痛，伴大汗，症状持续不缓解，随后出现晕厥，无抽搐。意识恢复后仍有胸痛，伴恶心呕吐，就诊于笔者医院。

既往史：高血压病史 10 年，血压最高 200/100mmHg，口服硝苯地平控释片（拜新同）治疗，平素血压 160/90mmHg，糖尿病病史 10 余年，未规律治疗。否认高脂血症、脑血管病病史，否认吸烟饮酒史。

体格检查：体温 36.7℃，脉搏 103 次/分，血压 120/70mmHg，呼吸 32 次/分，神清语利，颈软，无抵抗，双肺呼吸音粗，未闻及干、湿啰音。心音有力，律齐，心率 103 次/分。腹软，无压痛、反跳痛、肌紧张。双下肢不肿。病理征未引出。

【入院心电图】 一度房室传导阻滞，Ⅱ、Ⅲ、aVF 导联 ST 段抬高 0.3mV（图 8-83）。

【入院 UCG】 LVEF 39%，左室下壁后壁侧壁运动减弱（图 8-84）。

【入院诊断】 ①冠心病，急性下壁心肌梗死，心功能Ⅱ级（Killips 分级）；②高血压病 3 级（很高危）；③2 型糖尿病。

【药物治疗】 阿司匹林 100mg Qd，替格瑞洛 90mg Q12h，阿托伐他汀 20mg Qn。

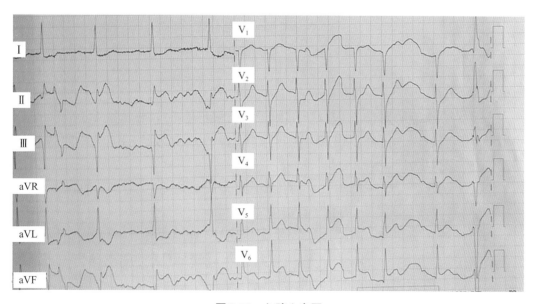

图 8-83 入院心电图

基本测值

项目	数值	单位	项目	数值	单位
主动脉窦内径	34	mm	升主动脉内径	31	mm
左房前后径	33	mm	主肺动脉内径	24	mm
左室舒张末径（前后）	46	mm	右房左右径	45	mm
左室收缩末径（前后）	40	mm	右室左右径（中）	38	mm
室间隔厚度	15	mm	左室后壁厚度	13	mm
左室射血分值	39	%	肺动脉收缩压	20	mmHg
二尖瓣E/A	0.5		二尖瓣环e′a		

超声所见

主动脉窦　　正常　增宽　　　　　　升主动脉　正常　　增宽　　　　　主肺动脉　正常　　　增宽

左房　　　正常　增大　偏小　　左室　　正常　　增大　　偏小

右房　　　正常　增大　偏小　　右室　　正常　　增大　　偏小

左室壁厚度　正常　增厚（对称性　非对称性）　变薄　部位（室间隔　前　下　后　侧　壁）

左室壁运动　正常　增强　减弱（普遍性　节段性）　部位（室间隔　前　下　后　侧　壁）

　　　　　其他：下至　后至　侧壁运动消失

右室壁运动　正常　增强　减弱（普遍性　节段性）　部位（前　下　侧　壁）

右室壁厚度　正常　增强　变薄　　　　　　部位（前　下　侧　壁）

二尖瓣　　　正常　狭窄（瓣口面积　cm²，平均压差　mmHg）反流　程度（轻　中　重）

三尖瓣　　　正常　狭窄（瓣口面积　cm²，平均压差　mmHg）反流　程度（轻　中　重）

主动脉瓣　　正常　狭窄（瓣口面积　cm²，平均压差　mmHg）反流　程度（轻　中　重）

肺动脉瓣　　正常　狭窄（瓣口面积　cm²，平均压差　mmHg）反流　程度（轻　中　重）

房间隔　　　完整　缺损　部位　　　　　　　　　缺损大小　　mm

室间隔　　　完整　缺损　部位　　　　　　　　　缺损大小　　mm

心包　　　　正常　增厚　积液　部位（前　　mm，后　　mm，左　　mm，右　　mm）

超声心动图所见：左心室壁节段性运动减弱，左心室收缩功能下降

图8-84　超声心动图

【**冠状动脉造影影像**】　冠状动脉造影结果：左主干未见狭窄，前降支近中段弥漫狭窄约90%，回旋支细小、近段狭窄90%，右冠状动脉近段急性闭塞（图8-85～图8-89）。

【**冠状动脉介入治疗策略**】　行右冠状动脉PCI。

指引导管选择：Convey 6F TIG指引导管。

指引导管入冠操作：沿导丝导管送入后窦底，上提导管＋顺指针旋转后导管指向左冠状动脉窦，继续旋转将导管指向右冠状动脉窦，前送导管＋同时顺时针旋转后导管入冠（图8-90～图8-93）。

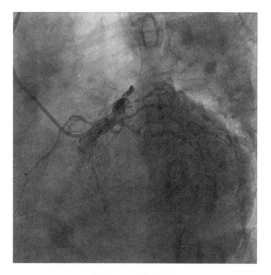

图 8-85 蜘蛛位

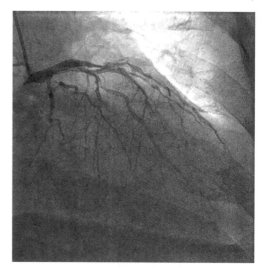

图 8-86 肝位

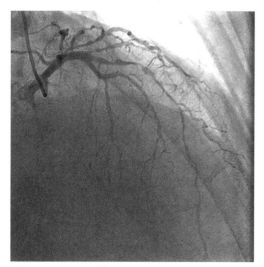

图 8-87 右肩位

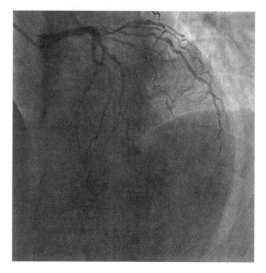

图 8-88 左肩位

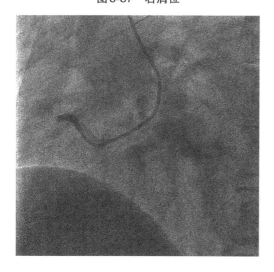

图 8-89 左前斜

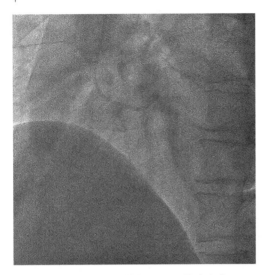

图8-90 指引导管指向左冠状动脉窦

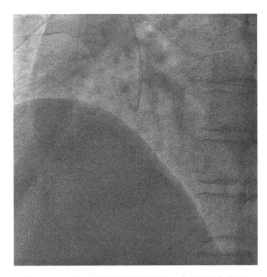

图8-91 旋转将指引导管指向右冠状动脉窦

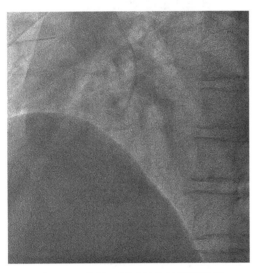

图8-92 前送＋顺时针旋转指引导管

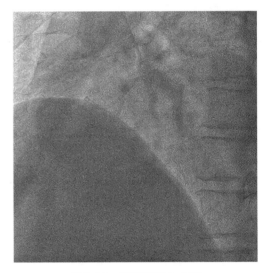

图8-93 指引导管入右冠

手术过程：行右冠状动脉PCI，6F TIG指引导管入冠后，一条Runthrough NS导丝送至右冠状动脉远端，造影是可见大量血栓影，于右冠状动脉用Export AP抽吸导管反复行血栓抽吸，3.0mm×20mm球囊12atm扩张右冠状动脉病变。由于右冠状动脉病变血栓复合重，TIMI血流0～1级，考虑于右冠状动脉近中段病变限制血流所致，Helioos 3.5mm×38mm支架定位于右冠状动脉近中段病变处7atm释放，Quantum 3.75mm×15mm球囊12～16atm扩张右冠状动脉支架。术后复查造影TIMI血流Ⅱ级（图8-94～图8-98）。患者心功能不佳，行IABP置入（图8-99）。术后强化抗血栓治疗。

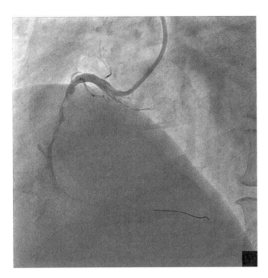

图 8-94 工作导丝送至右冠状动脉远段后造影可见大量血栓影，于右冠状动脉反复行血栓抽吸

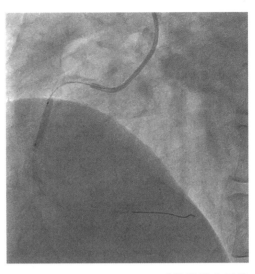

图 8-95 3.0mm×20mm 球囊扩张右冠状动脉病变

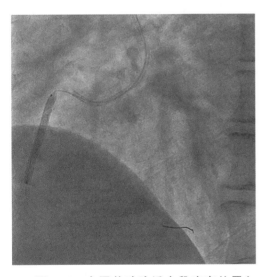

图 8-96 右冠状动脉近中段病变处置入 Helioos 3.5mm×38mm 支架 1 枚

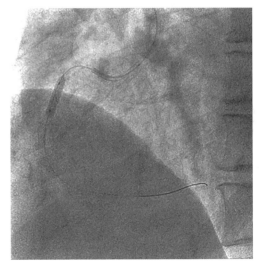

图 8-97 Quantum 3.75mm×15mm 球囊扩张右冠状动脉支架

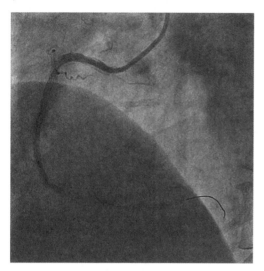

图8-98　术后造影

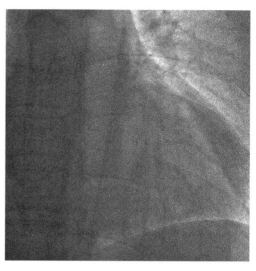

图8-99　置入IABP

【专家点评】　本例是一例急性下壁心肌梗死患者行右冠状动脉急诊PCI的病例,介入术中应用了Convey TIG这款左右共用导管。目前市面上常用的左右共用指引导管除Convey TIG导管外,还有AL、JL3.5、Ikari Left系列、MRADIAL、Convey KIMNY等,其中Ikari Left系列、Convey KIMNY及MRADIAL导管是专门为桡动脉路径行介入治疗设计。临床中左右共用指引导管常可以增强右冠状动脉PCI时的导管支撑力(与JR系列导管比较)。TIG导管除了具备Convey系列导管亲水涂层特性之外,由于导管弯型的设计,进行右冠状动脉PCI时(与JR系列导管比较),除常规对侧动脉壁支撑外,前送并下坐导管可以寻求窦底支撑,以获得更强的支撑力。TIG导管前端设计为短头指引导管,因此前送、下坐时避免了导管深插所带来的冠状动脉。与此同时,急诊PCI时要求快速开通闭塞的罪犯血管,CONVEY TIG指引导管既可以像5F TIG指引导管那样进行冠状动脉造影检查,又可以进行直接PCI,明显缩短急诊PCI手术时间,挽救更多的心肌细胞。

在急诊PCI过程中,临床医师常会遇到高血栓负荷的急性心肌梗死患者。高血栓负荷不仅会导致远端微栓塞,甚至会出现无复流,影响支架的正常置入。因此,及时改善患者心肌灌注、降低血栓负荷对急性冠脉综合征(ACS)患者长期预后的改善有重要意义。根据其影像学特征,TIMI血栓分级(TTG)对冠状动脉血栓进行了分类(表8-1),TTG 2～5级为造影可见血栓,TTG≥4级即为高负荷血栓。对于高血栓负荷的ACS患者,临床医师可采用药物治疗、机械性防治措施(如血栓抽吸)、延期支架置入等治疗策略进行处理。

表8-1　TIMI血栓分级

TIMI血栓分级（TTG）标准
0级	造影下未见血栓影
1级	可疑血栓，表现为造影下管腔显影模糊、云雾影、病变轮廓不规则或完全闭塞部位突出管腔的平滑新月形影像提示但无法确诊血栓
2级	明确存在血栓，线性尺寸≤1/2血管直径
3级	明确存在血栓，线性尺寸为血管直径的1/2～2倍
4级	明确存在血栓，线性尺寸≥2倍的血管直径
5级	血栓形成导致完全闭塞

　　药物方面，可以术中冠状动脉内注射血小板膜糖蛋白Ⅱb/Ⅲa受体抑制剂进一步抑制血小板聚集，达到保护微循环、减少无复流或慢血流现象发生的目的。2017 ESC《急性心肌梗死/ST段抬高型心肌梗死管理指南》指出，若有证据提示无复流或栓塞并发症，考虑使用GP Ⅱb/Ⅲa受体抑制剂（Ⅱa，C）。冠状动脉内溶栓是临床上处理急性血栓的常用方法之一。临床医师可借助微导管、血栓抽吸导管等器械于病变靶点给予冠状动脉内溶栓药物，如重组人尿激酶原。此外，冠状动脉内血栓负荷较大时可考虑应用血栓抽吸。从既往研究结果来看，不同研究中血栓抽吸术对患者临床预后的影响效果存在分歧。目前各国指南对于血栓抽吸的推荐程度相对保守。2017年ESC《急性心肌梗死/ST段抬高型心肌梗死管理指南》不推荐常规应用血栓抽吸（Ⅲ，A），在工作导丝或球囊通过后，若残余血栓负荷较大，仍可考虑血栓抽吸；中国《急性ST段抬高型心肌梗死诊断和治疗指南（2019）》则推荐，冠状动脉内血栓负荷大时可考虑应用血栓抽吸（Ⅱb，C）。

　　急诊PCI时，在高血栓负荷病变中置入支架可能会导致支架贴壁不良、远端栓塞及无复流。当冠状动脉内抗血栓、溶栓药物甚至血栓抽吸反复应用后仍存在高血栓负荷，若冠状动脉血流明显改善（TIMI血流3级），可以给予患者一段时间的强化抗血栓治疗，减少血栓负荷，择期行支架置入。需要注意的是，延期支架置入同时也增加了冠状动脉再闭塞的概率。对于本例患者，反复血栓抽吸后仍有严重血栓伴高度狭窄，同时病变严重限制血流，因此术中行冠状动脉支架置入，术后强化抗血栓治疗后择期复查造影，评价病变情况及支架贴壁情况。

（天津医科大学总医院　吴成程　徐绍鹏）

病例6　应用KIMNY指引导管进行右冠状动脉介入治疗一例

【病例介绍】　患者，男，54岁。主因"胸痛2年，加重7天"入院。患者于入院前2年快步行走时出现胸痛，伴咽部及左上肢放射，休息后症状缓解，就诊于医院，行CAG检查，于前降支置入支架1枚，术后规律服药。入院前7天，慢跑或快步行走后胸痛症状再发，休息后症状缓解。

既往史：高血压病史10年，血压最高180/100mmHg，口服坎地沙坦治疗，平素血压120/80mmHg，否认糖尿病、高脂血症、脑血管病病史，有长期吸烟史30余年，每日10支。

体格检查：体温36.6℃，脉搏76次/分，血压115/68mmHg，呼吸18次/分，神清语利，颈软，无抵抗，双肺呼吸音粗，未闻及干、湿啰音。心音有力，律齐，心率76次/分。腹软，无压痛、反跳痛、肌紧张。双下肢不肿。病理征未引出。

【入院心电图】　心率75次/分，大致正常心电图（图8-100）。

【入院UCG】　LVEF 55%，室壁运动正常。

【入院诊断】　冠心病，不稳定型心绞痛，心功能Ⅱ级（NYHA分级）；高血压病3级（很高危）。

【药物治疗】　阿司匹林100mg Qd，替格瑞洛 90mg Q12h，阿托伐他汀20mg Qn治疗，坎地沙坦 8mg Qd。

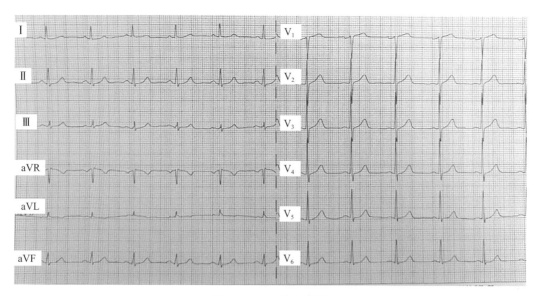

图8-100　入院心电图

【**冠状动脉造影影像**】　冠状动脉造影结果：左主干未见狭窄，前降支支架未见再狭窄，对角支近段狭窄80%～90%，回旋支远段狭窄80%，右冠状动脉远段狭窄90%（图8-101～图8-106）。

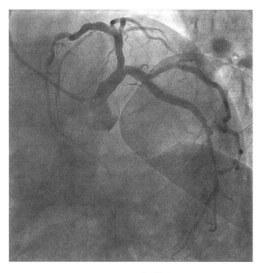

图8-101　蜘蛛位

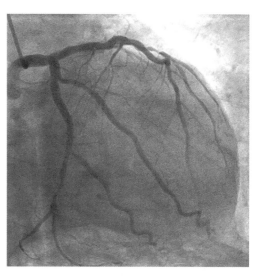

图8-102　肝位

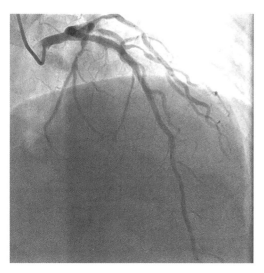

图8-103　右肩位

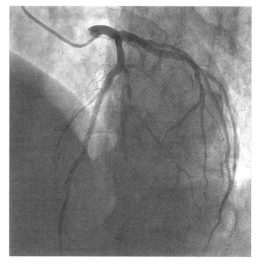

图8-104　左肩位

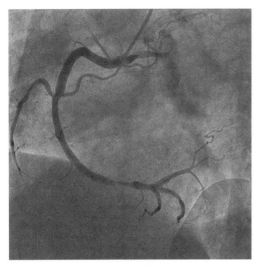

图 8-105 左前斜

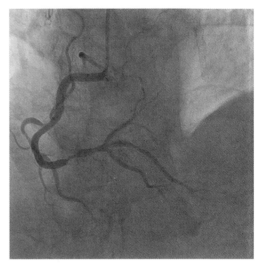

图 8-106 正头位

【冠状动脉介入治疗策略】 指引导管选择: Convey 6F KIMNY 指引导管。

指引导管入冠操作: 沿导丝将指引导管送至窦底, 上提+顺时针旋转, 导管指向右冠状动脉, 前送指引导管即可使其进入 RCA 内 (图 8-107~图 8-110)。

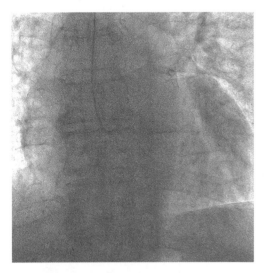

图 8-107 沿导丝将指引导管送至窦底

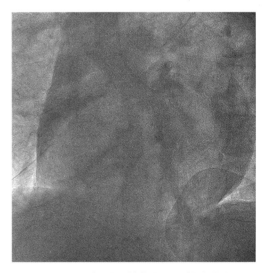

图 8-108 指引导管指向左冠状动脉窦

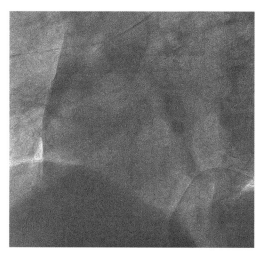

图 8-109 顺时针旋转指引导管指向右冠状
动脉窦

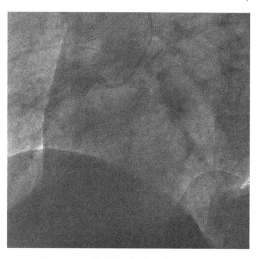

图 8-110 指引导管进入右冠状动脉

手术过程：行右冠状动脉PCI术，6F KIMNY指引导管入冠后，一条SION BLUE导丝送至右冠状动脉后侧支远端，2.5mm×12mm球囊12atm扩张右冠状动脉远段病变，Xience Xpedition 3.5mm×15mm支架定位于右冠状动脉远段病变处9atm释放，3.5mm×10mm后扩张球囊16atm扩张右冠状动脉支架（图8-111～图8-113）。

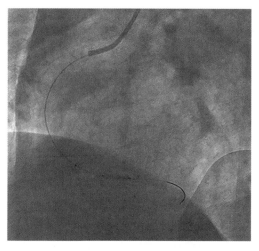

图 8-111 2.5mm×12mm球囊12atm扩张
右冠状动脉远段病变

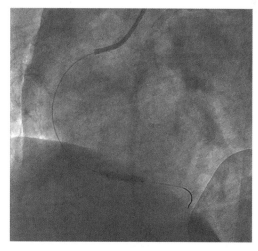

图 8-112 右冠状动脉置入Xience Xpedition
3.5mm×15mm支架1枚

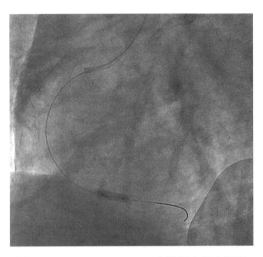

图8-113 3.5mm×10mm球囊行支架内扩张

【专家点评】 本例是一例不稳定型心绞痛行右冠状动脉PCI的病例,介入术中应用了Convey KIMNY这款左右共用导管。目前市面上常用的左右共用指引导管除Convey KIMNY导管外,还有AL、JL3.5、Ikari Left系列、MRADIAL等,其中Ikari Left系列及MRADIAL导管是专门为桡动脉路径行介入治疗设计。AL及JL3.5导管在桡动脉及股动脉路径中均可以使用,其中以AL的支撑力为最强。临床中左右共用指引导管常可以显著增强右冠状动脉PCI时的导管支撑力(与JR系列导管比较)。KIMNY导管除了具备Convey系列导管亲水涂层特性外,由于其导管头端的设计(短头指引导管),因此可以避免导管的深插和对冠状动脉开口的影响。KIMNY导管在术中支撑力的获得主要来自两个方面,常规为对侧动脉壁支撑,当需要增强支撑力时可以下坐指引导管,用以寻求窦底支撑。

在急诊PCI时,左右共用指引导管的优势得以体现,由于其左右共用的特点,可以贯穿冠状动脉造影与介入治疗的全程。当使用左右共用指引导管进行冠状动脉造影后,可以直接使用左右共用导管进行罪犯血管的介入治疗,因此大大缩短了再灌注时间。但是由于大部分左右共用导管支撑力不足的缺点,当术中遭遇纤曲病变或高阻力病变时,我们可以更换指引导管,如将Ikari Left或KIMNY更换为AL指引导管,或术中应用子母导管技术,增加系统的支撑力及器械通过性。

(天津医科大学总医院 吴成程 于向东)

病例7 应用CLS指引导管进行左冠状动脉介入治疗一例

【病例介绍】 患者，男，83岁。主因"胸痛10小时"入院。患者于入院前10小时做家务时出现胸痛，呈压榨样，伴双上肢不适、大汗，无呼吸困难，症状持续不缓解就诊于我院急诊，查ECG提示广泛前壁心肌梗死，予以阿司匹林300mg口服、替格瑞洛180mg口服。

既往史：高血压病史10余年，否认糖尿病、脑血管病病史，长期吸烟史。

体格检查：体温36.6℃，脉搏90次/分，血压130/75mmHg，呼吸22次/分，神清语利，颈软，无抵抗，双肺呼吸音粗，未闻及干、湿啰音。心音有力，律齐，心率90次/分。腹软，无压痛、反跳痛、肌紧张。双下肢不肿。病理征未引出。

【入院心电图】 $V_1 \sim V_5$导联ST段抬高（图8-114）。

【入院UCG】 LVEF 0.42，室间隔、前壁、左室心尖部运动减弱（图8-115）。

【入院诊断】 冠心病，急性广泛前壁心肌梗死，心功能Ⅰ级（Killips分级）。

【药物治疗】 阿司匹林100mg Qd，替格瑞洛90mg Q12h，阿托伐他汀20mg Qn。

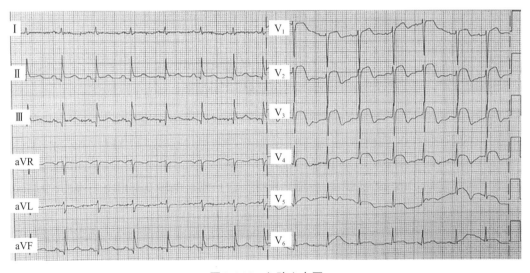

图8-114 入院心电图

基本测值

项目	数值	单位	项目	数值	单位
主动脉窦内径	34	mm	升主动脉内径	35	mm
左房前后径	38	mm	主肺动脉内径	25	mm
左室舒张末径（前后）	49	mm	右房左右径	40	mm
左室收缩末径（前后）	32	mm	右室左右径（中）	35	mm
室间隔厚度	11	mm	左室后壁厚度	11	mm
左室射血分值	42	%	肺动脉收缩压	30	mmHg
二尖瓣 E/A	0.8		二尖瓣环 e'a		

超声所见

主动脉窦　　正常　增宽　　　　　　　升主动脉　正常　　增宽　　　　　　主肺动脉　正常　　　增宽

左房　　　　正常　增大　偏小　　左室　　正常　　增大　　偏小

右房　　　　正常　增大　偏小　　右室　　正常　　增大　　偏小

左室壁厚度　正常　增厚（对称性　非对称性）　变薄　　部位（室间隔　前　下　后　侧　壁）

左室壁运动　正常　增强　减弱（普遍性　节段性）　部位（室间隔　前　下　后　侧　壁）

　　　　　　其他：右室心尖部运动减弱，可见矛盾运动

右室壁运动　正常　增强　减弱（普遍性　节段性）　部位（前　下　侧　壁）

右室壁厚度　正常　增强　变薄　　　　　部位（前　下　侧　壁）

二尖瓣　　　正常　狭窄（瓣口面积　cm²，平均压差　mmHg）反流　程度（轻　中　重）

三尖瓣　　　正常　狭窄（瓣口面积　cm²，平均压差　mmHg）反流　程度（轻　中　重）

主动脉瓣　　正常　狭窄（瓣口面积　cm²，平均压差　mmHg）反流　程度（轻　中　重）

肺动脉瓣　　正常　狭窄（瓣口面积　cm²，平均压差　mmHg）反流　程度（轻　中　重）

房间隔　　　完整　缺损　部位　　　　　　　　　缺损大小　　mm

室间隔　　　完整　缺损　部位　　　　　　　　　缺损大小　　mm

心包　　　　正常　增厚　积液　部位（前　　mm，后　　mm，左　　mm，右　　mm）

超声心动图所见：左心室壁节段性运动减弱、左心室功能下降

图8-115　入院超声心动图

【冠状动脉造影影像】　冠状动脉造影结果：左主干未见狭窄，前降支中段狭窄99%，D3开口狭窄60%，回旋支近段狭窄60%，右冠状动脉全程囊样扩张，近段狭窄70%（图8-116～图8-121）。

【冠状动脉介入治疗策略】　指引导管选择：Convey 6F CLS3.5指引导管。

指引导管入冠操作：沿导丝导管送入后窦底，导管在窦底呈U形并顺时针旋转导管，将导管头端指向左冠状动脉，前送J形钢丝尾端＋上提指引导管，导管入冠（图8-122，图8-123）。

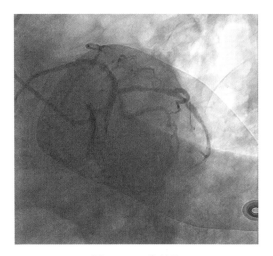

图 8-116　蜘蛛位

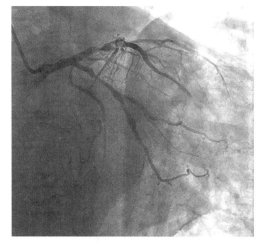

图 8-117　肝位

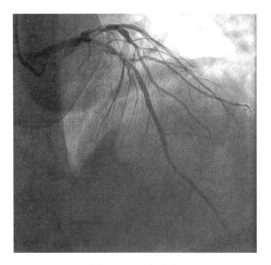

图 8-118　右肩位

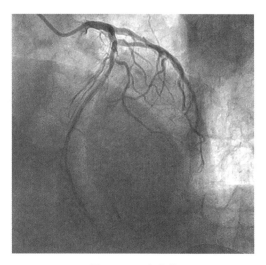

图 8-119　左肩位

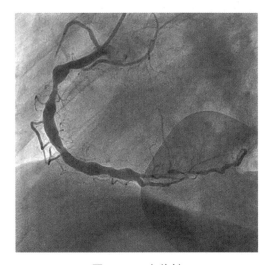

图 8-120　左前斜

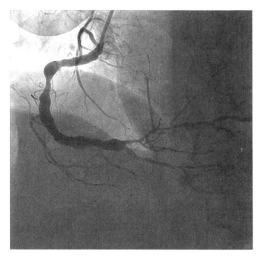

图 8-121　头位

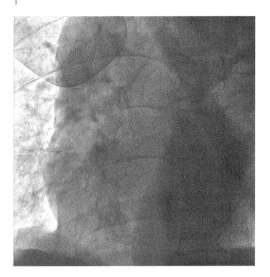

图8-122　指引导管在窦底呈U形并指向左冠状动脉窦

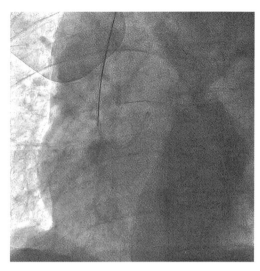

图8-123　前送J形钢丝尾端＋上提指引导管后导管成功入左冠状动脉

　　手术过程：行前降支PCI，6F CLS3.5指引导管入冠后，一条SION BLUE导丝送至前降支远端，一条SION导丝送至D3远端，一条Runthrough NS导丝送至D1远端。2.5mm×20mm球囊12atm扩张前降支病变。采用JBT（球囊拘禁）技术，1.5mm×15mm球囊送入D3进行保护、8atm扩张，Xience Xpedition 3.5mm×38mm支架定位于前降支近中段病变除8atm释放，Gusta NC 3.75mm×15mm球囊12~16atm扩张前降支支架内（图8-124~图8-129）。

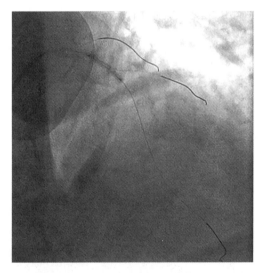

图8-124　2.5mm×20mm球囊扩张前降支病变

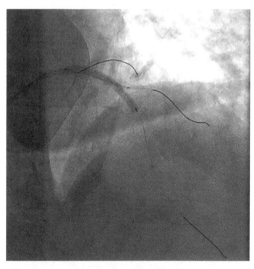

图8-125　应用JBT技术前降至置入Xience Xpedition 3.5mm×38mm支架1枚，对角支拘禁1.5mm×15mm球囊

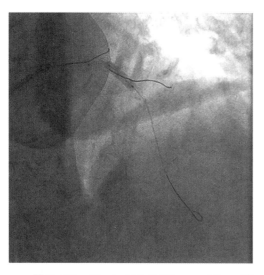

图 8-126 Gusta NC 3.75mm×15mm 球囊行支架内扩张

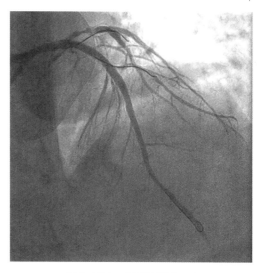

图 8-127 术后造影（一）

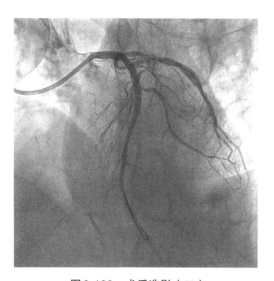

图 8-128 术后造影（二）

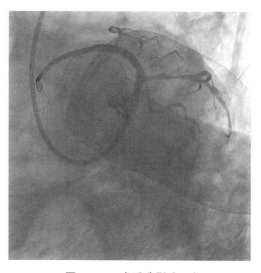

图 8-129 术后造影（三）

【专家点评】 本病例蜘蛛位造影图像提示，常规的TIG造影导管略偏大，考虑到术中边支球囊保护，器械输送时需要指引导管的支撑力作为支撑，同时左主干无狭窄，因此，我们选择了CLS3.5这款长头指引导管。CLS导管在形态上与EBU、XB相似，头端长度方面同样与EBU、XB相似。CLS导管支撑力强，其支撑力与LeftBU、EBU、XB相似，源自对侧动脉壁提供大面积支撑，或窦底支撑。入冠方式中的第三式"仙人指路"及第四式"造影导丝尾端辅助法"可以辅助指引导管入冠，并减少对冠状动脉开口的损伤。尤其为增强指引导管支撑力而选择更大管腔内径的指引导管（7/8F）或更大型号时，第三式"仙人指路"及第四式"造影导丝尾端辅助法"更是介入术者的优选方式。

本例病例前降支中段可见一个对角支，对角支开口存在病变，虽然此对角支直径小于2.5mm但因其供血范围大，我们在介入术中采用JBT技术防止边支闭塞。冠状动脉介入治疗中，分叉病变占整个PCI的15%～20%。在即刻手术成功率及远期心脏事件方面，分叉病变仍然是最具挑战的冠状动脉病变之一。目前对于绝大多数分叉病变推荐的策略是：主支支架置入＋近端优化技术，必要时分支支架置入。在实施必要的支架术过程中，即使使用导丝保护边支，但仍然有高达51%的病例边支血流受影响。如何有效保护边支成为实施必要时支架术的考量重点。与边支单纯进行导丝保护不同的是球囊保护在交换边支内导丝（rewire）困难时回撤球囊、低压力扩张该血管和（或）其开口，以恢复血流。JBT是一种基于单支架策略的边支保护技术，通过边支球囊改变斑块性状起到保护边支的作用。JBT操作流程如下：①主支、边支分别置入导丝；②主支预扩张；③边支球囊拘禁，若主支预扩张后边支狭窄进展或血流受限可以扩张拘禁的边支球囊；④主支支架用命名压释放；⑤主支支架球囊与边支球囊同时抽气；⑥边支球囊移除，支架球囊保持原位置；⑦中高压扩张，充分贴壁纠正变形，边支导丝撤出，rewire导丝；⑧造影后决定边支是否行支架置入。

中国专家在JBT基础上提出ATP（active transfer of plaque，主动斑块转移）技术。与JBT不同的是，ATP要求先低压力扩张边支，至边支球囊囊腰消失，完成边支开口斑块的移位，再释放主支支架，进行与拘禁球囊的对吻扩张。ATP技术多数应用于非左主干分叉病变，目前在临床中取得了良好的效果。

（天津医科大学总医院　吴成程　王　清）

病例8 应用ART指引导管进行右冠状动脉介入治疗一例

【病例介绍】 患者,男,64岁。主因"胸痛6年,加重7天"入院。患者于入院前6年快步行走时出现胸痛,伴左上肢放射,休息后症状缓解。就诊于医院查冠状动脉CTA提示右冠状动脉狭窄50%,建议冠状动脉造影检查,患者拒绝,未规律服药。入院前7天,紧张、着急时胸痛症状发作,含服硝酸甘油后约3分钟症状缓解。

既往史:糖尿病病史5年,口服二甲双胍、阿卡波糖治疗,否认高血压、高脂血症、脑血管病病史,有长期吸烟史40余年,每日10支。

体格检查:体温36.6℃,脉搏75次/分,血压110/60mmHg,呼吸18次/分,神清语利,颈软,无抵抗,双肺呼吸音粗,未闻及干、湿啰音。心音有力,律齐,心率75次/分。腹软,无压痛、反跳痛、肌紧张。双下肢不肿。病理征未引出。

【入院心电图】 Ⅲ导联Q波(图8-130)。

【入院UCG】 LVEF 0.65,室壁运动正常。

【入院诊断】 ①冠心病,不稳定型心绞痛,心功能Ⅱ级(NYHA分级);②2型糖尿病。

【药物治疗】 阿司匹林100mg Qd,替格瑞洛90mg Q12h,阿托伐他汀20mg Qn治疗;达格列净10mg Qd,利拉鲁肽0.6mg Qd。

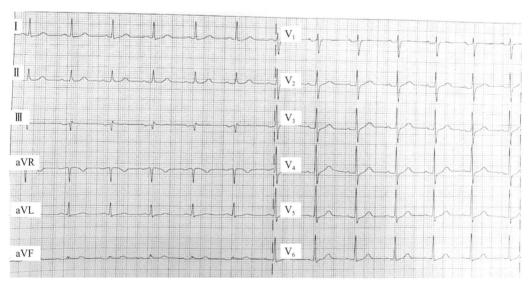

图8-130 入院心电图

【**冠状动脉造影影像**】 冠状动脉造影结果：左主干管壁不规则，前降支中段管壁不规则，回旋支细小、管壁不规则，右冠状动脉近段狭窄80%（图8-131～图8-135）。

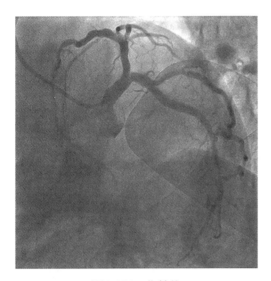

图8-131 蜘蛛位

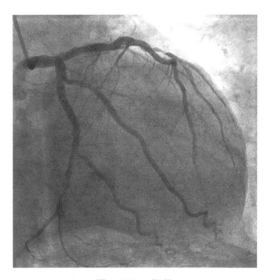

图8-132 肝位

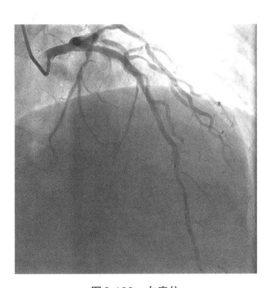

图8-133 右肩位

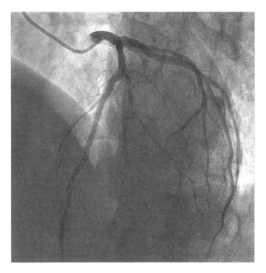

图8-134 左前斜

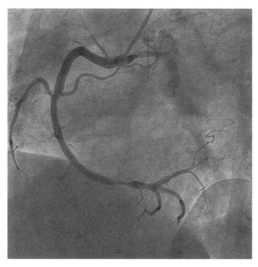

图 8-135　正头位

【冠状动脉介入治疗策略】　指引导管选择：Convey 6F ART指引导管。

指引导管入冠操作：沿导丝将指引导管送至窦底，上提＋顺时针旋转，导管指向右冠状动脉，前送指引导管即可使其进入RCA内（图8-136～图8-138）。

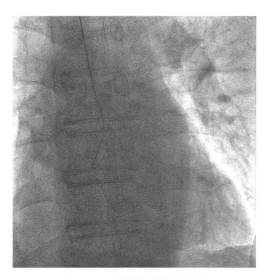

图 8-136　指引导管送至窦底

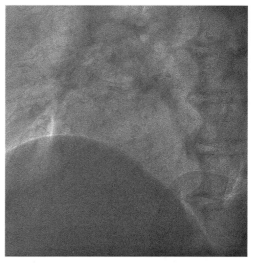

图 8-137　上提＋顺时针旋转，导管指向右冠状动脉

手术过程：行右冠状动脉PCI，6F ART指引导管入冠后，行右冠状动脉FFR检查（图8-139），静息状态下FFR值为0.95，最大充血状态时FFR值为0.79，根据FFR检查结果行右冠状动脉PCI。一条SION BLUE导丝送至右冠状动脉远端，2.5mm×20mm球囊12atm扩张右冠状动脉近段病变，GuReater 3.5mm×29mm支架定位于右冠状动脉近段病变处8atm释放，3.75mm×15mm后扩张球囊扩张右冠状动脉支架（8-140～图8-143）。

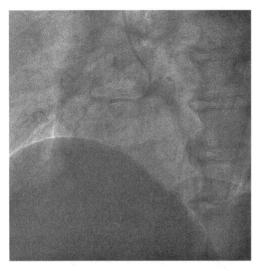

图8-138　前送指引导管成功入右冠状动脉

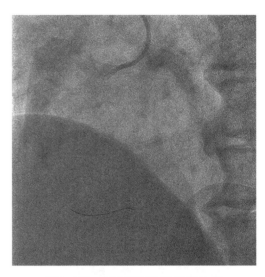

图8-139　行右冠状动脉FFR检查

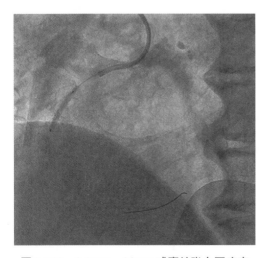

图8-140　2.5mm×20mm球囊扩张右冠病变

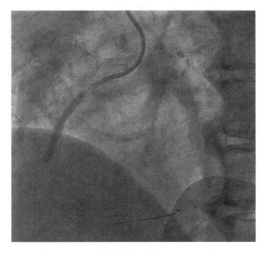

图8-141　右冠状动脉置入GuReater 3.5mm×29mm支架1枚

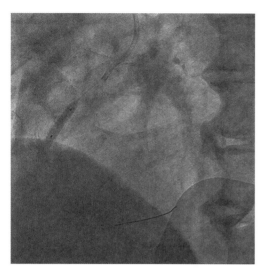

图 8-142　3.75mm×15mm 球囊进行支架内扩张

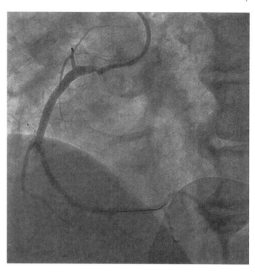

图 8-143　术后造影

【专家点评】　右冠状动脉指引导管的选择较左冠状动脉少, 最常用的导管为 JR 及 AL。由于 JR 指引导管易入冠、不易滑脱、易操控、导管头端安全性高, 临床中 70% 以上右冠状动脉 PCI 时指引导管的选择是 JR。当需要强支撑力的右冠状动脉指引导管时, 由于适合右冠状动脉的强支撑力导管不多, 我们往往会选择 AL 或 SAL 指引导管。支撑力增强所面临的风险是手术安全性下降, SAL 及 AL 导管有损伤右冠状动脉开口的弊端, 因此 ART 指引导管应运而生。与 SAL、AL 导管不同的是, ART 导管通过窦底、对侧动脉壁、同侧动脉壁提供了 3 种支撑力, 非常适用于开口向上的右冠状动脉, 左、右冠状动脉均可应用, 但常用于右冠状动脉。由于其导管的短头设计, 保证了操作的安全性。相对于桡动脉路径, ART 导管更适合于股动脉路径。本病例中使用 ART 指引导管, 保证整体操作系统的稳定性, 避免了器械定位时的摆动, 让手术顺利完成。

此外, 本病例中右冠状动脉近段存在 80% 狭窄, 属于临界病变。在 FFR 的指导下, 行右冠 PCI。自 1993 年正式提出血流储备分数 (FFR) 这一概念, 经过 20 多年的发展, FFR 已成为冠脉狭窄功能性评价的公认指标。目前临床常用的冠状动脉造影, IVUS、OCT 等均为影像学评价, 而这些只能评价冠状动脉狭窄, 并不能判断狭窄是否引起心肌缺血。FFR 在这方面有很重要的特点, 对于已经存在血管狭窄的患者, 目前国内外指南及共识均推荐 FFR 0.80 作为心肌缺血的参考值。FFR<0.75 宜行血运重建, FFR>0.80 可选择药物治疗。若 FFR 处于 0.75～0.80 的灰区, 则术者可综合患者的临床情况及血管供血的重要性来决定是否行血运重建。总体来说, 对于典型心绞痛, 供血范围大的冠状动脉, 建议以FFR值0.80作为界值；对于心绞痛不典型，供血范围小、病变稳定但PCI风险高的病变及梗死相关冠状动脉，则建议以0.75作为界值。此例患者最大充血状态时FFR值为0.79，由于患者存在典型的心绞痛症状，右冠状动脉供血范围巨大，因此我们进行了右冠状动脉的PCI治疗。总之，临床中对于冠状动脉临界病变，在进行冠状动脉介入干预前，要充分进行腔内影像学（IVUS、OCT）及功能学（FFR）的评价。

（天津医科大学总医院　吴成程　徐绍鹏）

病例 9 应用 AL 指引导管进行右冠状动脉介入治疗一例

【病例介绍】 患者,男,66岁。主因"胸痛3年,加重7天"入院。患者于入院前3年快步行走时出现胸痛,伴咽部紧缩感,休息2～3分钟后症状缓解。入院前7天,受凉后自觉静息状态下胸痛症状间断发作,含服硝酸甘油后约3分钟症状缓解。

既往史:否认高血压、糖尿病、高脂血症、脑血管病病史,有长期吸烟史。

体格检查:体温36.5℃,脉搏94次/分,血压135/87mmHg,呼吸18次/分,神清语利,颈软,无抵抗,双肺呼吸音粗,未闻及干、湿啰音。心音有力,律齐,心率94次/分。腹软,无压痛、反跳痛、肌紧张。双下肢不肿。病理征未引出。

【入院心电图】 Ⅲ、aVF导联Q波,T波倒置(图8-144)。

【入院UCG】 LVEF 0.57,左室下壁基底段运动减弱(图8-145)。

【入院诊断】 冠心病,不稳定型心绞痛,心功能Ⅱ级(NYHA分级)。

【药物治疗】 阿司匹林100mg Qd,替格瑞洛90mg Q12h,阿托伐他汀20mg Qn。

【冠状动脉造影影像】 冠状动脉造影结果:左主干未见狭窄,前降支近段近段狭窄90%、中段狭窄70%,回旋支未见狭窄,右冠状动脉中段狭窄99%,后侧支近段狭窄99%,后降支近段狭窄90%(图8-146～图8-150)。

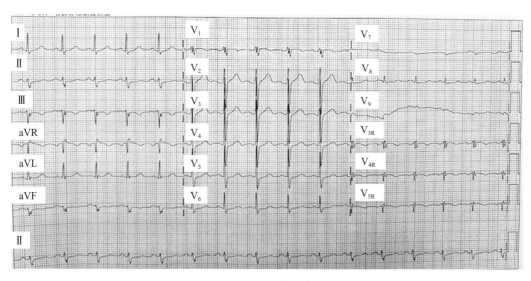

图8-144 入院心电图

基本测值

项目	数值	单位	项目	数值	单位
主动脉窦内径	33	mm	升主动脉内径	35	mm
左房前后径	37	mm	主肺动脉内径	25	mm
左室舒张末径（前后）	47	mm	右房左右径	40	mm
左室收缩末径（前后）	30	mm	右室左右径（中）	35	mm
室间隔厚度	11	mm	左室后壁厚度	11	mm
左室射血分值	57	%	肺动脉收缩压		mmHg
二尖瓣 E/A	0.8		二尖瓣环 e'a		

超声所见

主动脉窦　　正常　增宽　　　　　　　　　升主动脉　正常　　增宽　　　　　　　主肺动脉　正常　　增宽

左房　　　　正常　增大　偏小　　左室　　正常　　增大　　偏小

右房　　　　正常　增大　偏小　　右室　　正常　　增大　　偏小

左室壁厚度　正常　增厚（对称性　非对称性）　变薄　　部位（室间隔　前　下　后　侧　壁）

左室壁运动　正常　增强　减弱（普遍性　节段性）　　部位（室间隔　前　下　后　侧　壁）

　　　　其他：　　　　　　　　　　　　　　　　基底段

右室壁运动　正常　增强　减弱（普遍性　节段性）　　部位（前　下　侧　壁）

右室壁厚度　正常　增强　变薄　　　　　　部位（前　下　侧　壁）

二尖瓣　　　正常　狭窄（瓣口面积　cm²，平均压差　mmHg）反流　程度（轻　中　重）

三尖瓣　　　正常　狭窄（瓣口面积　cm²，平均压差　mmHg）反流　程度（轻　中　重）

主动脉瓣　　正常　狭窄（瓣口面积　cm²，平均压差　mmHg）反流　程度（轻　中　重）

肺动脉瓣　　正常　狭窄（瓣口面积　cm²，平均压差　mmHg）反流　程度（轻　中　重）

房间隔　　　完整　缺损　部位　　　　　　　　　缺损大小　　mm

室间隔　　　完整　缺损　部位　　　　　　　　　缺损大小　　mm

心包　　　　正常　增厚　积液　部位（前　mm，后　mm，左　mm，右　mm）

超声心动图所见：左心室壁节段性运动减弱，左心室收缩功能正常

图 8-145　入院超声心动图

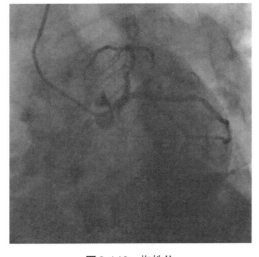

图 8-146　蜘蛛位

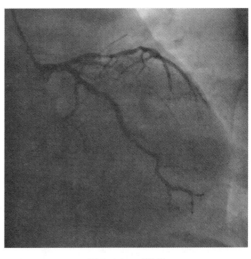

图 8-147　肝位

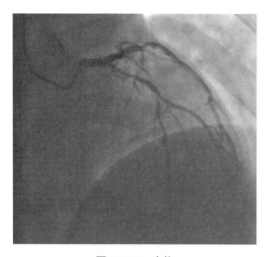

图8-148 头位

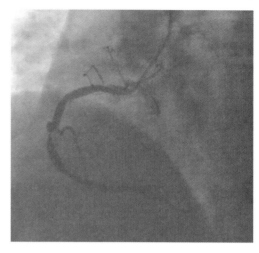

图8-149 左前斜

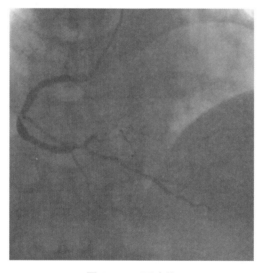

图8-150 正头位

【冠状动脉介入治疗策略】 指引导管选择: Convey 6F AL1.0指引导管。

指引导管入冠操作: 沿导丝将指引导管送至窦底, 顺时针旋转＋前送或后退指引导管 (图8-151, 图8-152)。

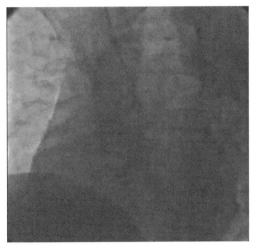

图8-151　沿导丝将指引导管送至窦底，顺时针旋转指引导管指向右冠状动脉

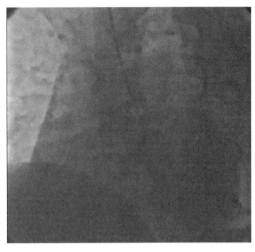

图8-152　前送指引导管，指引导管成功入右冠状动脉

手术过程：行右冠状动脉PCI，6F AL1.0指引导管入冠后，一条SION BLUE导丝送至后侧支远端，一条SION BLUE导丝送至后降支远端。TREK RX 3.0mm×15mm球囊12atm扩张右冠状动脉中段病变（图8-153）。LaCrosse 2.0mm×15mm球囊12atm扩张后侧支病变（图8-154）。LaCrosse 2.0mm×15mm球囊12atm扩张后降支病变（图8-155）。采用JBT技术，LaCrosse 1.3mm×10mm球囊置于后侧支进行保护，Excrossal 2.5mm×29mm支架定位于右冠远端-后降支近段病变处8atm释放（图8-156），一条SION BLUE导丝交换后侧支内导丝。Quantum 2.5mm×12mm球囊12atm、Quantum 3.5mm×8mm球囊12atm扩张右冠远段-后降支近段的支架（图8-157，图8-158）。Firehawk

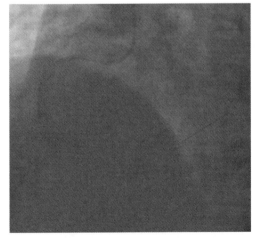

图8-153　TREK RX 3.0mm×15mm球囊扩张右冠状动脉中段病变

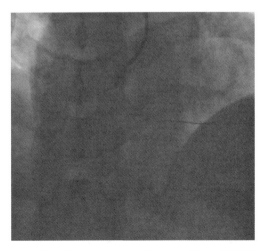

图8-154　LaCrosse 2.0mm×15mm球囊扩张后侧支病变

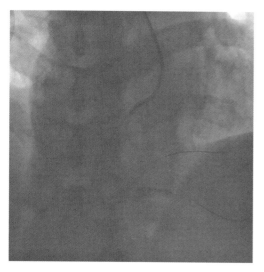

图8-155 LaCrosse 2.0mm×15mm球囊扩张后降支病变

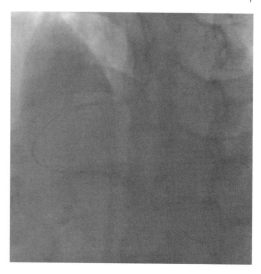

图8-156 右冠远段 - 后降支近段置入Excrossal 2.5mm×29mm支架1枚

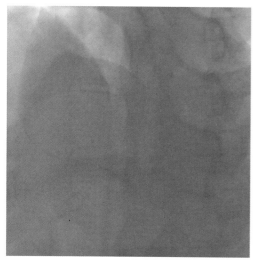

图8-157 Quantum 2.5mm×12mm球囊扩张右冠远段 - 后降支近段支架

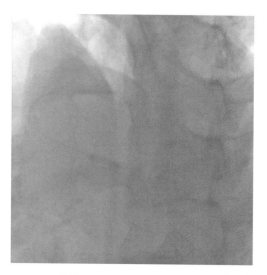

图8-158 Quantum 3.5mm×8mm球囊12atm扩张右冠远段 - 后降支近段支架

4.0mm×29mm支架定位于右冠中段病变出10atm释放（图8-159）。以GOODMAN 4.0mm×15mm球囊12atm扩张右冠中段支架（图8-160，图8-161）。

【专家点评】 右冠状动脉指引导管的选择较左冠状动脉少，临床中70%以上右冠状动脉PCI时指引导管的选择是JR。在右冠状动脉PCI中，强支撑力指引导管包括JL3.5、SAL、ART、AL导管等，其中支撑力最强、应用最多的强支撑力指引导管仍然为AL导管。结合冠状动脉影像，本病例的罪犯血管为右冠

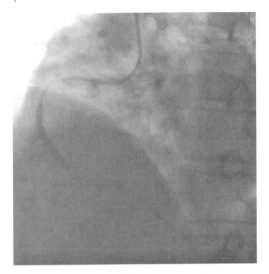

图8-159　右冠中段置入 Firehawk 4.0mm×29mm 支架1枚

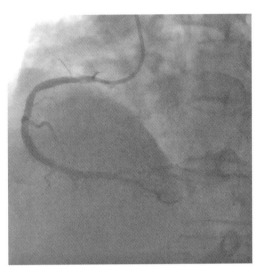

图8-160　术后造影（一）

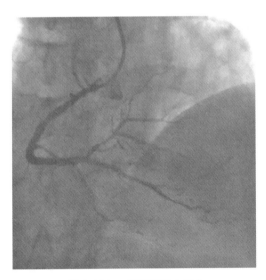

图8-161　术后造影（二）

状动脉。右冠状动脉存在三处高度狭窄，分别为右冠中段、后降支及后侧支病变，术中为了避免后三叉部位PCI时一支血管的闭塞，我们采用了JBT技术。在右冠远段进行JBT技术时需要指引导管具备很强的支撑力，避免器械输送失败，这是此病例选择AL指引导管的关键。

在分叉病变中，若分叉部位不需要双支架技术干预时，对边支血管进行合理保护有助于降低边支闭塞的风险。边支受累的常见原因包括斑块或嵴的移位、分叉角度的改变、边支开口严重狭窄及其闭塞等。IVUS检查发现，主支支架置入后，约85%的边支开口改变是由于嵴移位引起的，但嵴移位并不代表边支功能的下降。FFR检查结果发现,FFR值异常主要出现在斑块移位患者中,而嵴移位患者FFR检查并无明显异常。因此,斑块移位是边支受累的重要原因。

在分叉病变中,导丝保护技术(JWT)的应用在一定程度上降低了边支闭塞的发生风险,在主支支架置入时可提供较好的支撑力,便于球囊和导丝进入;如果边支闭塞时,边支拘谨的导丝可起到路标的作用。然而,JWT技术也存在许多缺陷。继续JWT后,边支受累仍然常见,并增加了导丝嵌顿的风险;如果边支发生急性闭塞,补救性介入的成功率不高;边支补救时可能会对主支支架造成潜在伤害(支架变形、支架贴壁不良、诱发支架内血栓形成)。

2010年Burzotta等提出了jail-balloon技术(JBT,球囊拘禁技术)。临床实践中发现在球囊保护下边支的闭塞风险明显下降。与导丝保护技术相比,球囊保护技术明显减少了边支闭塞和斑块的移位,最大限度地维持了边支直径。但在应用球囊保护技术的同时可能会存在球囊嵌顿的风险,以及边支夹层的风险;球囊扩张时可能会损伤血管壁,加重动脉粥样硬化和再狭窄程度,甚至出现边支开口夹层;球囊撤出时则可能引起主支支架变形、贴壁不良等情况。因此,边支进行球囊保护后,如果边支血流仍然受限或合并边支B型及以上夹层时,必要的双支架技术或药物球囊干预边支需要在术者的考虑范围内,以保证手术顺利完成。

(天津医科大学总医院　吴成程　陈　俊)

病例 10 应用 7F JR4.0 指引导管进行右冠状动脉复杂病变介入治疗一例

【病例介绍】 患者,男,69岁。主因"胸痛20年,加重1个月入院"。患者于入院前20年前活动时出现胸痛,就诊于外院,行冠状动脉造影示冠脉三支病变,遂进行冠状动脉旁路移植术(CABG),选择的桥血管路径分别为升主动脉-大隐静脉-前降支(AO-SVG-LAD)、升主动脉-大隐静脉-后降支(AO-SVG-PDA),OM直径<1.0 mm。1个月前患者再发活动相关胸痛,行冠脉CTA示冠脉三支病变+左主干病变,AO-LAD桥血管通畅,AO-PDA桥血管近段高度狭窄。1周前胸痛静息发作,含服硝酸甘油后5分钟缓解。

既往史:否认高血压、糖尿病、高脂血症、脑血管病病史,有长期吸烟史。双下肢动脉硬化闭塞症、左下肢动脉支架置入术后4年,因个人原因未行右下肢动脉支架置入术。

体格检查:体温36℃,脉搏69次/分,呼吸14次/分,左上肢血压135/70 mmHg,右上肢血压70/40 mmHg。神清语利,颈软,无抵抗,无颈静脉充盈,双肺呼吸音粗,双肺底少许湿啰音。心音有力,心率69次/分,律齐,各瓣膜听诊区未闻及病理性杂音。腹软,无压痛、反跳痛及肌紧张,双下肢不肿。右侧桡动脉搏动不可及,双侧股动脉搏动微弱,双侧足背动脉搏动不可及。

【入院心电图】 Ⅱ、Ⅲ、aVF、$V_4 \sim V_6$ 导联T波倒置(图8-162)。

【入院UCG】 LVEF 0.4,左室下壁、后壁、侧壁运动减弱(图8-163)。

【入院前1个月余冠状动脉CTA】 LAD弥漫病变,多处重度狭窄;左回旋支(LCX)重度狭窄;右冠状动脉(RCA)中段次全闭塞;AO-LAD桥血管通畅,AO-PDA桥血管近段高度狭窄。

【下肢动脉CTA】 左侧股动脉支架置入术后,右侧股浅动脉中上段对比剂未充盈,髂外动脉管壁可见多发斑片状及高密度影,管腔广泛狭窄,最大狭窄率80%,右侧髂外动脉高度狭窄,股浅动脉中上段闭塞。

【化验】 心肌肌钙蛋白I(TNI)<0.05 ng/ml,脑钠肽(BNP)546 pg/ml,肌酐(Cr)96 μmol/L,肌酐清除率(Ccr)52 ml/(min·1.73 m^2),低密度脂蛋白胆固醇(LDL-C)3.86 mmol/L。

【入院诊断】 冠心病,不稳定型心绞痛,CABG术后,心功能Ⅲ级(NYHA分级);下肢动脉硬化闭塞症,左下肢动脉支架置入术后。

【缺血与出血评分】 GRACE评分151分,CRUSADE评分44分。

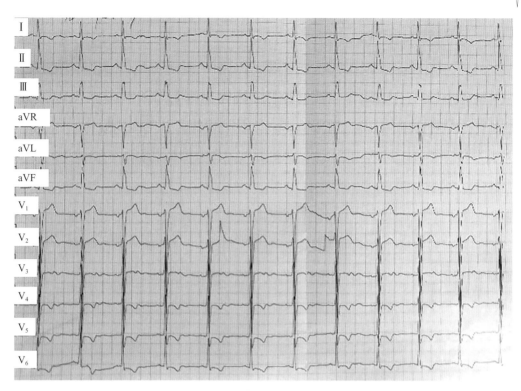

图 8-162　入院心电图

主动脉窦径	32	mm	主肺动脉径	25	mm	二尖瓣	485	cm/s	42	cm/s
左房前后径	42	mm	左室舒末径	52	mm	三尖瓣	240	cm/s	63	cm/s
右房左右径	38	mm	右室左右径	32	mm	主动脉瓣	100	cm/s		
室间隔厚度	13	mm	运动幅度	7	mm	肺动脉瓣	95	cm/s		
左室后壁厚度	10	mm	运动幅度	4	mm	肺动脉压力	26	mmHg		

心功能检查：	左室射血分数（EF）：0.40	二尖瓣血流 E/A：0.4	组织多普勒 Ea/Aa：

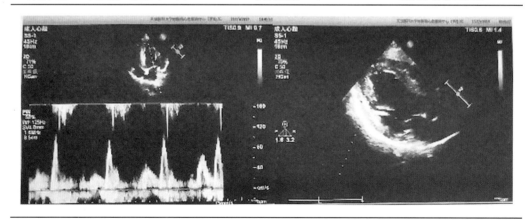

超声所见：

主动脉窦内径正常；左房增大，余各腔室内径正常；室间隔增厚，左室下壁、后壁、侧壁运动减弱，余左、右室
壁厚度及运动正常；房间隔及室间隔完整；二尖瓣、三尖瓣可见少量反流信号，为中心性；心包未见明显异常

图 8-163　入院超声心动图

【**药物治疗**】 入院后给予阿司匹林100 mg Qd, 替格瑞洛90 mg Q12h, 阿托伐他汀20 mg Qn, 尼可地尔5mg Tid, 托拉塞米20 mg Qd, 螺内酯20mg Qd。

【**冠脉造影影像**】 择期行冠脉造影及PCI术, 因右侧桡动脉搏动不可及, 左侧股动脉支架置入术后, 右侧股动脉多处高度狭窄及闭塞, 介入入路仅为左侧桡动脉。手术过程如下。

冠状动脉造影结果: 前降支慢性闭塞, 回旋支管腔偏细, 回旋支、钝缘支高度狭窄, 回旋支远段予以右冠状动脉远段侧支循环, 侧支循环至后三叉前。右冠状动脉及右冠状动脉桥血管造影可见右冠状动脉近段慢性闭塞, 桥血管近段几乎闭塞 (图8-164~图8-171)。因冠状动脉CTA提示主动脉-前降支的静脉桥通畅, 无狭窄, 未行此桥血管造影。

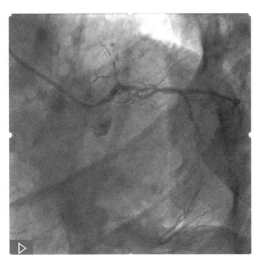

图8-164 蜘蛛位

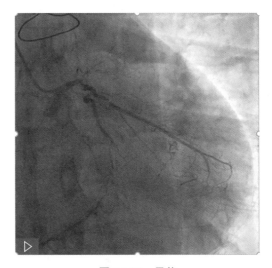

图8-165 足位

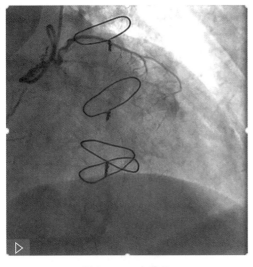

图8-166 右肩位

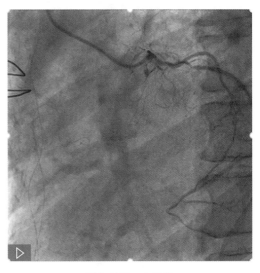

图8-167 左肩位

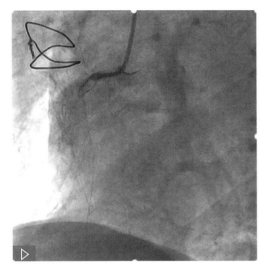

图 8-168 左前斜

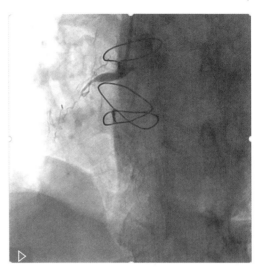

图 8-169 右冠-头位

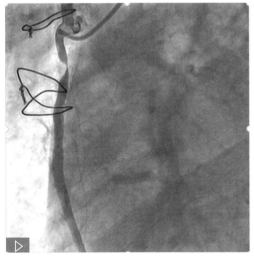

图 8-170 主动脉-右冠后降支的静脉桥造影（一）

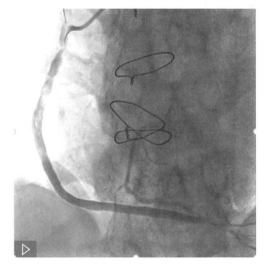

图 8-171 主动脉-右冠后降支的静脉桥造影（二）

【**冠状动脉介入治疗策略**】 考虑右冠状动脉桥血管为罪犯血管，行右冠状动脉原位血管PCI术。

指引导管选择：Convey 7F JR4.0指引导管，左侧桡动脉入路。

指引导管入冠操作：沿导丝将指引导管送至窦底，上提＋顺时针旋转，指引导管送入右冠状动脉内（图8-172，图8-173）。

手术过程：行右冠状动脉PCI术，7F JR4.0指引导管入冠后，闭塞段近段纤维帽较硬，SION BLUE及Fielder XT不能进入闭塞段，由软至硬采用升级导丝，GAIA Second导丝在Corsair微导管支撑下进攻右冠近段闭塞段，并顺利推进至第二屈膝部，后跟进微导管（图8-174）。此时如何证实导丝在右冠远段真腔？患者仅存左侧桡动脉一条入路，无法进行对侧造影。将Corsair微导管旋转送至第二屈膝部以增加支撑力，并在其支撑下缓慢提拉指引导管至桥血管开口，行对侧造影（图8-175，图8-176）。交换导丝为SION BLUE，但其无法通过后三叉进入后降支，结合对侧造影，提示后三叉前存在第二闭塞段（图8-177）。为防止硬导丝进入远段假腔致前功尽弃，由硬至软应用软而滑的Fielder XT导丝而非GAIA Second导丝寻找远段真腔，导丝成功进入后侧支（图8-178）。在Guidezilla导管支撑下1.0mm×10mm球囊难以进入远段，更换

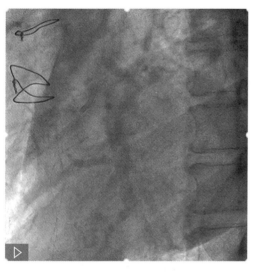

图8-172　沿导丝将指引导管送至窦底，上提＋顺时针旋转，指引导管指向右冠状动脉窦

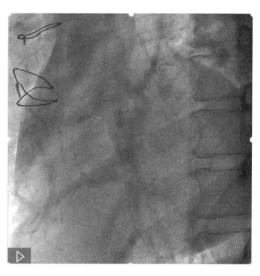

图8-173　指引导管成功入右冠状动脉

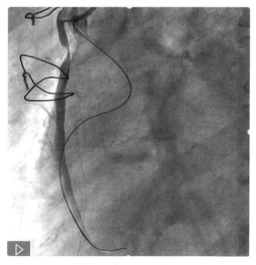

图8-174　GAIA Second导丝在Corsair微导管支撑下通过右冠脉第二屈膝部

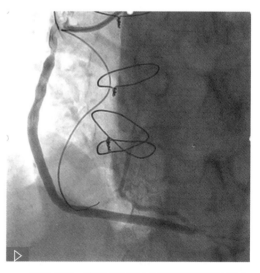

图8-175　应用7F JR4.0指引导管通过桥血管造影（一）

1.2mm×15mm球囊通过闭塞段,并扩张远段(图8-179)。IVUS检查全程为真腔(图8-180)。以2.0mm×20mm、2.5mm×20mm球囊预扩张(图8-181,图8-182)。复查造影见图8-183。由远段至近段先后置入2.5mm×35mm、3.0mm×36mm、3.5mm×36mm、4.0mm×15mm支架4枚(图8-184~图8-187)。以2.75mm×15mm、3.5mm×15mm、4.5mm×15mm后扩张球囊后扩张(图8-188~图8-190)。术后IVUS提示支架膨胀及贴壁良好(图8-191)。术后造影示:支架贴壁膨胀良好,无基层(图8-192,图8-193)。

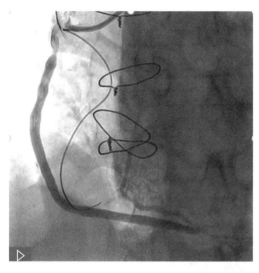

图8-176 应用7F JR4.0指引导管通过桥血管造影(二)

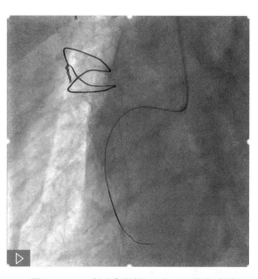

图8-177 对侧造影提示后三叉前存在第二闭塞段

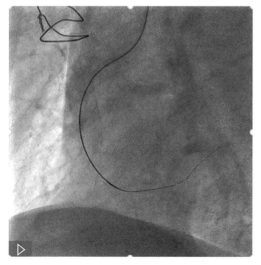

图8-178 Fielder XT导丝成功进入后侧支

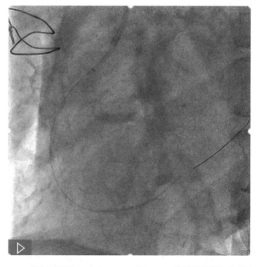

图8-179 1.2mm×15mm球囊扩张右冠远段病变

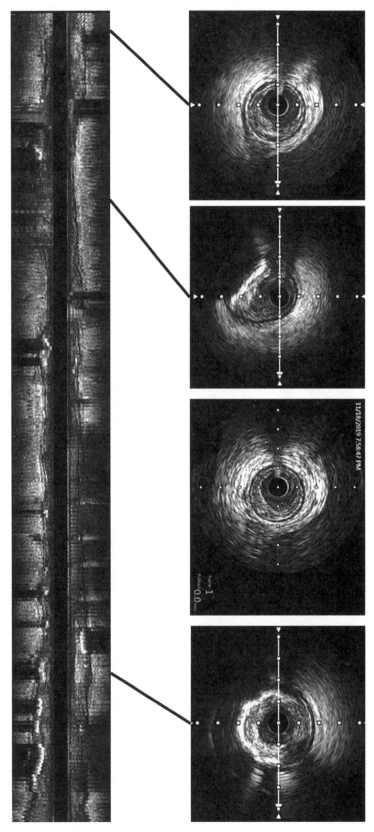

**图8-180　IVUS检查提示
导丝全程在冠状动脉真腔内**

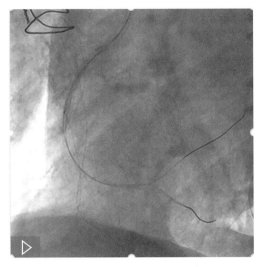

图 8-181 2.0 mm×20 mm 球囊预扩张

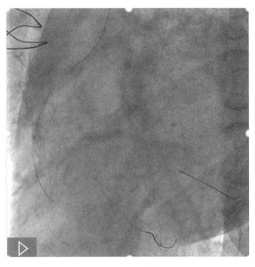

图 8-182 2.5 mm×20 mm 球囊预扩张

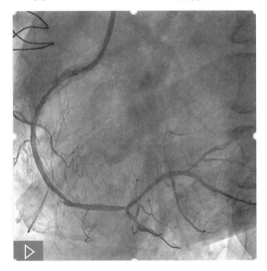

图 8-183 球囊扩张后造影

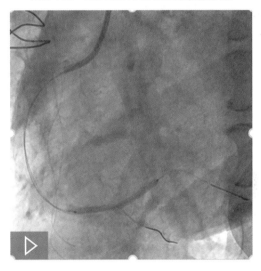

图 8-184 右冠状动脉置入 2.5mm×35mm 支架 1 枚

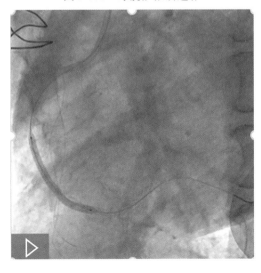

图 8-185 右冠状动脉置入 3.0mm×36mm 支架 1 枚

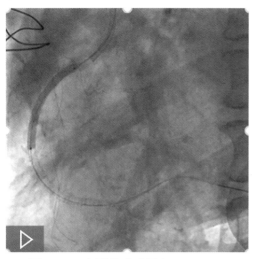

图8-186　右冠状动脉置入3.5mm×36mm
支架1枚

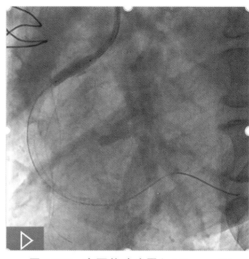

图8-187　右冠状动脉置入4.0mm×15mm
支架1枚到右冠状动脉开口

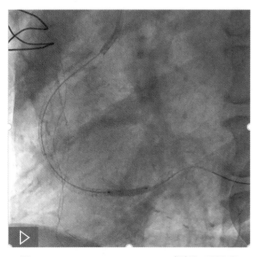

图8-188　2.75 mm×15 mm球囊行后扩张

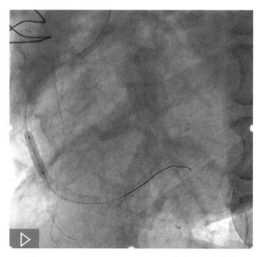

图8-189　3.5 mm×15 mm球囊行后扩张

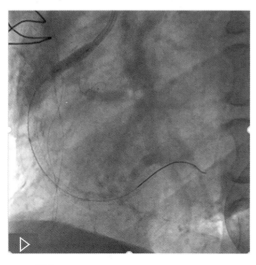

图8-190　4.5 mm×15 mm球囊行后扩张

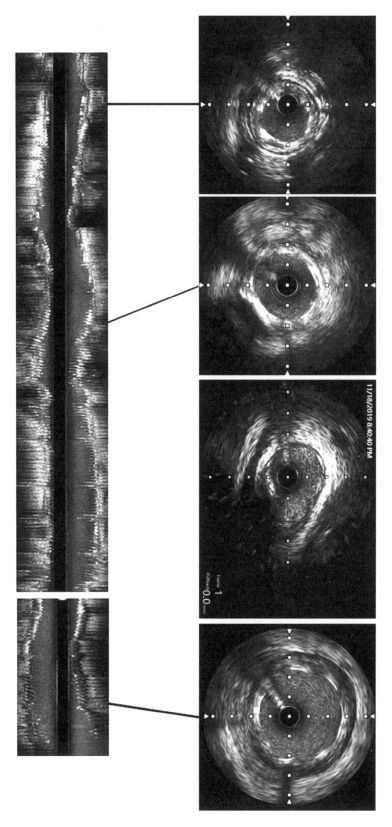

图8-191 术后IVUS

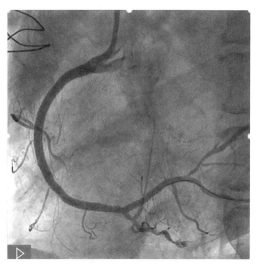

图8-192　术后冠脉造影（一）

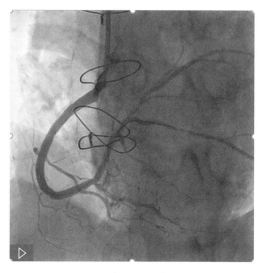

图8-193　术后冠脉造影（二）

【专家点评】

1.介入治疗难点　本例为CABG术后患者原位血管介入治疗病例，介入治疗难度在于以下几个方面。首先，介入治疗的入路受限，仅存左侧桡动脉作为唯一的介入入路，这就导致对右冠状动脉原位血管CTO进行介入治疗时，难以采取通过桥血管逆向开通CTO的策略；同时在正向开通CTO时，无法通过左冠状动脉行对侧造影，以指引导丝前进。其次，从介入治疗过程来看，患者右冠状动脉闭塞段有两个，分别位于右冠状动脉近段及后三叉前，这就大大增加了导丝进入假腔的可能，增大了介入难度。最后，患者为陈旧性心肌梗死，心功能较差，因入路限制无法进行IABP辅助治疗。

2.成功介入治疗原因　从最终的介入结果来看，我们顺利开通罪犯血管病变使患者转危为安，得益于以下几个方面。

充分的术前评估及准备为介入治疗成功提供了良好的保障。CABG术后患者再发心绞痛的原因往往是原位冠状动脉病变进展、桥血管病变或锁骨下动脉近段狭窄。"兵马未动、粮草先行"，充分评估其罪犯血管，有的放矢地解决关键问题将起到事半功倍的效果。

CCTA在其中起到了关键作用，其提供的原位血管及桥血管信息大大缩短了介入治疗时间，使我们提前做出介入计划。本病例未行左胸廓内动脉（LIMA）桥血管造影也是考虑到，CCTA结果提示LIMA无狭窄，从而缩短介入时间及造影剂用量，降低介入风险。

介入入路的评估同样十分重要。本病例中患者右侧桡动脉闭塞、左侧股动脉支架置入术后，导致入路受限。但是，如果不充分评估右侧股动脉情况而仓促上台，于术中发现右侧股动脉高度狭窄，动脉鞘管或指引导管无法通过，将导致进退维谷的困难处境，即便器械通过股动脉，后期仍有下肢动脉并发症的风险。为了指引导管通过入路顺畅及后续左侧桡动脉闭塞率下降，我们选择了具有亲水涂层的convey指引导管。

另外，由于术中无法用常规方法经股动脉置入IABP辅助，就需要我们在术前充分评估心功能及药物治疗纠正心力衰竭。

术前评估后，我们推断右冠状动脉桥血管为罪犯病变，但此时我们拥有两种介入治疗策略。第一种，开通原位血管CTO病变，然而由于入路受限，通过桥血管逆向开通血管的方法无法奏效，正向开通也无法行对侧造影而指导导丝前进，因而难度较大。第二种，为解除桥血管狭窄，在全美心血管注册数据（NCDR）的统计中，对于CABG术后患者的介入治疗中37.5%干预桥血管，62.5%干预原位冠状动脉。对于大隐静脉桥的介入治疗主要存在两大隐患：①远段栓塞；②远期支架内再狭窄。

综上两个方案，干预原位血管虽然难度大，但一旦成功，其远期效果要优于干预桥血管，因而我们优选此方案。万一原位血管开通失败，我们便退而求其次，在远端保护装置（EPD）的帮助下行桥血管介入治疗。

有了充分的术前准备及明确的介入治疗方案，最后也是最关键的就是术中灵活应用各种介入治疗器械，以应对各种病变及突发情况。在本病例中，患者右冠状动脉存在近段及远段两个闭塞段，我们软硬兼施，针对近段较硬的纤维帽，应用GAIA Second（Diameter 0.011″, Tip loal 3.5 gf）导丝，即具有一定的硬度，同时有良好的操控性。针对远段后三叉前闭塞段，应用Fielder XT导丝（锥形头端0.009, Tip loal 1.2 gf, 亲水涂层）更容易进入微孔道、进入远段真腔，防止进入假腔而功亏一篑。

针对无法经左冠状动脉进行对侧造影这一难题，我们将Corsair微导管送入第二屈膝部增加支撑力，轻轻前送微导管，同时缓缓上提指引导管至桥血管，进行对侧造影，后再缓缓沿微导管将指引导管送至右冠状动脉开口。这一独辟蹊径的方法难点在于，移动指引导管过程中不使导丝移位。之所以能做到这一点在于，CTO病变紧密地包裹Corsair微导管提供了一定的摩擦力，从而固定微导管及导丝。与此同时，导丝开通CTO病变后，右冠状动脉全程弥漫病变增加右冠状动脉介入的治疗阻力，此时Guidezilla延长导管起到重要作用，在Guidezilla延长导管辅助下，器械顺利通过病变，成功完成手术。

综上所述，除去术前充分的准备与计划、术中软硬兼施地灵活应用各种器械，独辟蹊径地应对多变的状况，是本病例介入治疗成功的"画龙点睛"之处。

（天津医科大学总医院 吴成程 徐绍鹏）